# 老年看護学実習ハンドブック

**編集** 濱吉美穂

中央法規

# はじめに―本書のねらい ▶

　超高齢社会のわが国では，入院患者の 70% 以上が 65 歳以上の高齢者という状況ですので，学生の皆さんが臨地実習で受け持たれる患者さんの多くは高齢者になると思います。そのなかでも，認知症を患っている高齢者は，急性期病院で 20%，療養病院では 60% を超えるといわれています。また，地域包括ケアシステムの推進に伴って，高齢者看護の場は，病院から施設，施設から地域・在宅へと拡がっており，多職種で連携・協働しながら高齢者の療養を支えることが必要不可欠となっています。

　このような社会背景のなかで，老年看護学における臨地実習の場は，急性期病院・病棟だけでなく，回復期リハビリテーション病院・病棟や地域包括ケア病棟，高齢者施設，地域・在宅での療養の場など多岐にわたっており，入学した教育機関によってもさまざまです。

　また，高齢者は入院・療養・治療をされている主疾患以外にもさまざまな基礎疾患や加齢による高齢者特有の疾患・障がいを抱えて暮らしておられます。高齢者の看護を考えるにあたっては，マルチモビディティ（multimorbidity：多疾患併存）の問題を抱えている方であることを想定する必要があり，高齢者の全体像を把握したうえで看護援助を考えなければならない学生の皆さんにとって，他領域の実習と比べてとても難しく感じることがあると思います。

　高齢者は，長い道のりを生きてきたうえで人生の最終段階を過ごしておられます。長い人生のなかで加齢変化は誰にでも起こりうるものですが，高齢者ご本人においても初めて体験する心身の変化ですので戸惑いも大きく，また個人差が非常に大きいため，看護を行う場面でも特に個別性の理解が求められます。さまざまな加齢変化を受け入れながら，「死」を身近に感じるようになる人生の最終段階において，「老いを生きる」一人ひとりの高齢者の豊かな生活を支えることを看護の中心に考えて，患者さんと向き合っていただきたいと思います。

　そこで本書では，高齢者看護における重要な視点を述べつつ，学生の皆さんが安心して老年看護学実習に臨めるように，何よりお世話になる患者さんに対してよりよい看護が実践できるように，さまざまなエッセンスをお伝えしていきたいと思います。この本を手に取っていただくことで，老年看護学実習に安心して向き合うための準備ができ，実際の臨地実習における対象理解と看護のヒントを得て，学びの大きい臨地実習となるように願っています。

　2023 年 5 月

濱吉美穂

# 目次

はじめに

## 第1部 臨地実習で困らないために —老年看護学実習の基本

### 第1章　老年看護学実習までにおさえておくべきこと—老年看護学の基礎

## 第2章　老年看護学実習への心構え

## 第3章　さまざまな臨地における老年看護学実習

## 第４章　対象の特徴理解─病態・症候別に臨地実習で学んでほしいこと

# Q＆Aでわかる　老年看護学実習の準備・実習時の注意点・振り返り

<table>
<tr><td>第3部</td><td>先輩，臨地実習指導者の声から学ぶ<br>老年看護学実習</td></tr>
</table>

# 第1部
## 臨地実習で困らないために
### ―老年看護学実習の基本

# 老年看護学実習までに
# おさえておくべきこと
## ―老年看護学の基礎

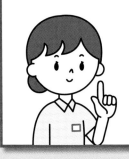

本章では，老年看護学を理解するうえで重要なキーワードについて説明しています。老年看護学実習に臨む前に理解を深めておくことで，高齢者をとらえる視野が拡がります。また，臨地実習で必ず活用してほしいアセスメントツールをピックアップして紹介していますので，有効活用してください。

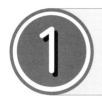

# ① 老年看護学で重要なキーワード

実習までの学習ポイント

☑老年看護学で重要とされるキーワードを確認する

☑高齢者にかかわる際に大切な視点を理解する

☑マルチモビディティや ACP など，近年，高齢者を看護するうえで特に重要視される考え方などについてまとめる

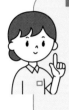

## ① 老年期の発達段階

　エリクソン（Erikson EH）が提唱した「心理社会的発達理論」は，人間の心理は周囲の人々との相互作用を通して成長していくという考えで，人が生まれたときからその発達段階は始まっています。心理社会的発達理論の特徴は，人間の発達段階を8つに分けているということ，各発達段階に「心理社会的危機（発達課題）」があるということ，人間は心理社会的危機を乗り越えることで「力」を獲得できるということです。老年期は，心理社会的発達理論において第8段階という最終の発達段階となり，「自己統合と絶望」という心理社会的危機に向き合う必要があるとされています。

　老年期は，多くの人が長年携わった仕事を退職し，人生の最終段階である老後の生き方を模索していく時期であり，これまでの人生を振り返る機会も少なくありません。自分の人生は満足のいくものだったのか，自分の亡き後に残るものはあるのかといったことに向き合ったうえで，自分の人生に満足を得られたと感じたとき，人は最後に「英知（wisdom）」を得られるとしています。

　しかし，自分の人生に満足できず多くの後悔を抱えていたり，「こんなはずじゃなかった」という気持ちが強すぎたりしてしまうと，自分の人生を否定して絶望感にさいなまれる晩年となってしまいます。時間を巻き戻せるわけではないので，今の自分を受け入れて「人生，捨てたものではなかったな」という気持ちになり穏やかに余生を送ることができる気持ちになれば，エリクソンが示した心理社会的危機（発達課題）を克服

し，老年期を安心して過ごすことができるとされています。

　看護師としては，老年期の発達課題である「自己統合と絶望」を乗り越えようとしている患者さんの気持ちに気づき，自分の人生を肯定できずさまざまな怒りや葛藤を抱えている人であっても，「自分の人生，捨てたものではなかった」という思いになって前向きに治療に向き合えるように，思いを共有しながら「自己統合」へのささやかな支援ができるとよいと考えます。

## ② ライフヒストリー

　ライフヒストリー（life history）は「生活史・生活歴」であり，本人が物語る人生遍歴です。皆さん一人ひとりもそうであるように，人は誰もが自分固有の物語を紡いでいます。特に高齢者は，長い年月をかけてさまざまな人生経験を積み，苦楽を乗り越えてきており，そのライフヒストリー中の出来事が，その人の現在のキャラクターを形成している面も少なくありません。

　高齢者のライフヒストリーを傾聴することは，高齢者理解に効果的なアプローチであるといわれています。高齢者が積み重ねてきた経験や価値観，文化に基づいたその人の「生活史」をうかがい，豊かな「人生の統合」へと向かえるように支援するという姿勢が重要です。

　高齢者に対する看護の質は，看護する者の高齢者のとらえ方に影響を受けることが知られています。高齢者一人ひとりの過去の時間にさかのぼって得られた情報を理解することは，その人の全体像を立体的に把握したうえで，それぞれの個別性を十分に活かした看護計画の立案や本人が望む看護ケアの実践を可能にすることにつながります。

　よって，看護を行う者には，その人のライフヒストリーをさかのぼって理解することが重要であるという姿勢で，本人から語られる歴史を丁寧に受け止める臨床的態度が求められます。これまで生きてきたその人独自の時間の流れをくみ取りながら，個別性のあるケアに活かすことを目指しましょう。それができれば，その人がもっている力を再認識してエンパワメントを高める看護を考えられるようになります。

　残念ながら，高齢者が語る人生の歴史を丁寧に聴くための時間や空間は，病院や高齢者施設，在宅医療等の臨床現場において十分に確保されているとは言い難い現状もありますが，臨地実習に臨む学生の皆さんには積極的に聴取してほしいと思います。その人の生活習慣や価値観を知ることで，必ず個別性を大切にした看護の手がかりが見つかる

はずです。

ライフヒストリーを聴くときの具体的な質問の例としては,「今の生活をどのように思いますか?」「今一番楽しいことは何ですか?」「生まれたとき,幼少時のことについてお聞かせください」「10代のときの思い出を教えてください」「人生で一番がんばったときはいつですか?」「ご自分の人生をどのように思われますか?」といったキーワードを使ってみるとよいかもしれません。

## ③ マルチモビディティ（多疾患併存）

マルチモビディティ（multimorbidity：多疾患併存）とは,特定の診断基準に基づいた医学的な診断ではなく,明確に定められた定義はありません。1980年代頃から,「複数の慢性疾患をもつこと」を「マルチモビディティ」と呼んできました。高齢化が進むにつれてマルチモビディティの患者さんは増加しており,性別,社会経済的地位の低さ,精神疾患合併との相関があるとされるような研究結果も示されてきています[1]。

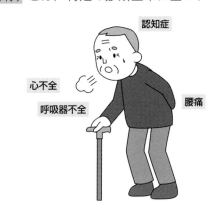

例えば,糖尿病を長年患っている患者さんが心不全も患っている状況を想像してみてください。さらに,それだけにとどまらず,前立腺肥大症や腎不全も既往にあるというような患者さんは,実は高齢者においては少なくありません。このような慢性疾患を多数抱えながら,今回の入院が「心不全の悪化」による心不全の治療をメインにしている場合,もちろん心不全への看護を考えることは優先順位として高いわけですが,糖尿病のコントロール状況や腎不全の状態によっては,それぞれの症状マネジメントや退院後の生活支援を同時に行う必要があるかもしれません。

高齢者を看護するうえでは,このように主訴や主疾患以外にもさまざまな不具合,支援の課題を抱えている人を想定して,看護上の課題を評価していく必要があります。詳しくは次の節で説明します（要check➡p10）。

## ④ エンドオブライフケア

エンドオブライフケア（end of life care）は，ターミナルケアや終末期ケアの代替用語ではありません。その定義は「診断名，健康状態，年齢にかかわらず，差し迫った死，あるいはいつかは来る死について考える人が，生が終わる時まで最善の生を生きることができるように支援すること」[2] というように示されています。

高齢期になりさまざまな疾患を患いながら人生の最終段階にあったとしても，その人らしく最善の生を生き切る，生き終えるために暮らしが続きます。とはいっても，1 年後まではその暮らしは続かない可能性があるというような人に対して，自身の人生最期のときを想定して，どのように人生の最期を締めくくりたいか，そのときまでにどのようなことをしておきたいか，といったことを想定したケアを行うことがエンドオブライフケアです。

エンドオブライフケアには狭義の考え方と広義の考え方がありますので，終末期ケア，ターミナルケアといった臨死期に近い人のケアも，狭義のエンドオブライフケアということになります。

## ⑤ アドバンス・ケア・プランニング（ACP）

アドバンス・ケア・プランニング（ACP）は直訳すると，advance（事前に），care（医療・ケアに対する），planning（計画を立てること）という意味で，「事前に医療ケアに対して計画すること」です。日本はもとより世界各国でも重要性が高まっている ACP ですが，世界共通の定義はありません。とはいえ，各国における ACP の定義に大きな相違があるわけではなく，共通して重要視されている点は，意思決定能力が

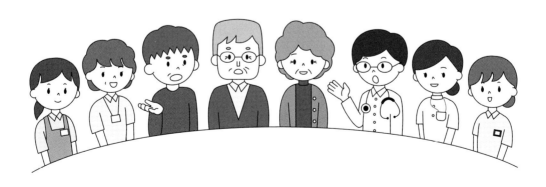

低下する前，advance（前もって）に行うことという点と，患者さん・家族と医療介護従事者がともに話し合い考えるという点，そしてそのプロセスを繰り返すことが重要であるという点です。

　近年では，「ACPとは，本人自身の将来的な治療やケアの目標と選好（価値観）を明確にしたうえで，その目標と選好について家族や医療介護従事者らと話し合うプロセスであり，また必要に応じてそれらを記録し，常に見返すことができるようにすること」というヨーロッパ緩和医療学会が発表した定義[3]を用いることが多くなってきています。高齢者の看護において特に重要な考え方といえるのが，人生の最終段階にある高齢者のこれからの希望を尊重した，本人にとって最善の治療やケアの方針を，本人・家族と医療・介護従事者が繰り返し話し合い，本人の意思表明から意思決定への支援をする点です。

　ACPはより質の高いエンドオブライフケアの実践に重要なケア・アプローチといえます。患者さんのケアのゴールや希望に対する思いを，医療・ケア従事者と患者さん・家族間で共有し理解するために話し合いを続けるプロセスがACP実践です。入院生活の24時間すべてにわたってかかわりをもつ看護師は，患者さんにとって最も身近な存在であり，医師に比べて本音を言える存在であるとの示唆もあります。よって看護師は，患者さんのさまざまな心理的変化に直面することも多く，患者さんの願いやこれからの暮らしの希望といったことに関して最も身近で相談に乗り，時には話を進める役割を担いやすいといえます。つまり，患者さんの重要な意思表明のタイミングを見計らい思考を促すといった，ACP実践において重要な役割を看護師が担うことも多くあるといえるのです。

## ⑥ エンパワメント

　エンパワメント（empowerment）とは，「一般的にはパワーレスな人たちが自分たちの生活への統御感を獲得し，自分たちが生活する範囲内での組織的，社会的構造に影響を与える過程」との定義[4]があります。高齢者は心身機能の低下等から自己効力感を低下させてしまい，さまざまなことへのあきらめや意欲低下により生活への張りや希望を失ってしまうことが少なくありません。そのように本来もてる力が低下した「パワーレス」な状態から，改めて自分のもつ力に気づく，もしくは見出されることによって周囲や地域社会と関係をもち，主体的に生活をコントロールできるようになることが，エ

ンパワメントのプロセスです。

　特に高齢者は，生活範囲が狭くなり他者との関係性も希薄になりがちで孤独を感じることがあります。しかし，他者との交流をもつことで，自己効力感や満足感，安心感などが得られ，本人のもてる力・エンパワメントが高まります。

## ⑦ ストレングス

　ストレングス（strength）は，強さ・体力・抵抗力・頑丈さといった意味をもつ言葉です[5]。高齢者看護領域にとどまらず，さまざまな場面で用いられている言葉ですが，精神・心理学分野においては「人間が困難を乗り越える際に使用することができるポジティブ面を示す言葉」[6] と定義されています。高齢者個人が培ってきた知恵やさまざまな力による身体・精神・社会機能の成熟現象を現し，個人だけでなく，取り巻く物的・人的環境としての社会資源も含む「力・強さ」を示す言葉です。

　高齢者は，特にストレングスを発揮しやすい，さまざまな「人的・環境的ストレングス」をもちうる存在であり，そのストレングスをうまく引き出すかかわりによって高齢者がもつストレングスを自覚させた結果，自分の行動についての具体的な目標や前向きな自己変化が見られた，というような報告もあります。

　よって，高齢者看護の重要な視点としては，病により心身ともに低下し，一見弱い面「ウィークネス（weakness）」しか見えないような場合でも，本人がもつ強い面「ストレングス」を意識できるようなかかわりが大切となります。

## ⑧ リロケーションダメージ

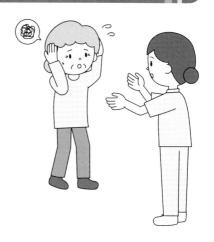

　リロケーション（relocation）とは，住み慣れたこれまでの地域や生活空間，人との関係性のなかでの生活を離れ，新たな場所へと生活を移すことです。生活する空間の変化や一緒に住む人，隣人などを含む対人環境の変化，自分自身の暮らし全体の変化を伴うもので，特に環境変化への適応力などが低下しやすい高齢者にとっては，リロケーションによる心身への負担

が新たな心身の障がいにつながることが少なくありません。これを<u>リロケーションダメージ（relocation damage）</u>といいます。これまで暮らしてきた物的・人的環境から離れ，新たな環境での生活によって引き起こされる身体的・精神的・社会的な打撃や痛手，心身の損傷を負うという意味です。

## ⑨ ポリファーマシー（多剤併用）

<u>ポリファーマシー</u>は，「poly」＋「pharmacy」で「多剤併用」を示す造語が由来となっています。厚生労働省の「高齢者の医薬品適正使用の指針（総論編）」では，ポリファーマシーは単に服用する薬剤数が多いことではなく，それに関連して「薬物有害事象」のリスク増加，服薬過誤，服薬アドヒアランスの低下等の問題につながる状態を指しています。ここでの「薬物有害事象」は，薬剤の使用後に発現する有害な症状または徴候であり，薬剤との因果関係の有無を問わない概念として使用されています。薬剤との因果関係が疑われる，または関連が否定できないものとして使用される「副作用」とは区別すべきものです。

何剤からの服用がポリファーマシーなのかについては厳密な定義はありませんが，国内では薬物有害事象の発現頻度が6剤以上で上昇するという報告が多いことから，多くの場合は6剤以上がポリファーマシーの目安とされています。一方で，実際に症状マネジメントなど病状を安定化させるためには，6種類以上の薬剤が必要な場合もあれば，3種類で問題が起きる場合もあることから，薬剤数のみに着目するのではなく，患者さんの病態や出現している症状，生活環境，要介護状態，認知機能など，患者さんの背景によって，現在の服用数が適正かどうかを判断することが重要となります。

## ⑩ 低栄養（PEM）

健康的に生きるために必要な量の栄養素が摂れていない状態を指します。そのなかでも特に，たんぱく質とエネルギーが十分に摂れていない状態のことを<u>「PEM（protein energy malnutrition：たんぱく質・エネルギー欠乏（症））」</u>といいます[7]。

高齢になると，食事量が少なくなり，たんぱく質が多く含まれるような少し脂っこい食事を避けるようになるなど食事に偏りが生じやすくなります。このような食生活を長期間続けていると，たんぱく質やエネルギーが不足し，PEMとなるリスクが高まりま

す。また，果物や生野菜・肉類をあまり食べず，よく煮た野菜類しか口にしなくなると，ビタミンやミネラル類も不足しがちになります。口腔内の問題が生じやすいことから，固いものや繊維質の多いものを食べることが難しくなるため，食物繊維が足りなくなることもあります。

近年，高齢者の PEM が問題となっており，特に寝たきりの人はその割合が高くなっています。PEM は，血清アルブミン値が一定以下になっているか，また体重がどれくらいの割合で減少しているかといったことから判断されます。

## ⑪ 症状の非定型性

通常，成人期の人であれば，肺炎や尿路感染症などに罹患した場合には，高熱や呼吸困難感，排尿時痛といった特異的な症状が現れますが，高齢者の場合はそれぞれの疾患における特異的な症状が現れにくい，もしくは無症状であることも少なくなく，「最近体重が減ってきた」「食欲がなくなっている」「何となく元気がない」「笑顔が消えた」といったことが，実は疾患の症状だったということがあります。特に認知機能が低下している高齢者の場合は，思うように自分の症状を言葉にできないこともあるため，普段の表情との違い，言動等からも変化を察知し，疾患を想定する必要があります。

引用文献
1) 高橋亮太，岡田唯男，上松東宏：プライマリケアにおける multimorbidity の現状と課題，日本プライマリ・ケア連合学会誌，42 (4), 213-219, 2019.
2) 長江弘子編：看護実践にいかす　エンド・オブ・ライフケア，第2版，p4，日本看護協会
3) Rietjens JAC, Sudore RL, Connolly M et al.：Definition and recommendations for advance care planning: an international consensus supported by the European Association for Palliative Care, Lancet Oncol, 18 (9), e543-e551, 2017.
4) Segal SP, Silverman C, Temkin T：Measuring empowerment in client-run self-help agencies, Community Mental Health Journal, 31 (3), 215-227, 1995.
5) 医学英和辞典オンライン，研究社，2008.（https://japanknowledge.com/display/?/ib=40110508940）
6) 佐久間政吉，大湾明美，宮城重二：高齢者ケアにおけるストレングスの概念，沖縄県立大学紀要，11, 65-69, 2010.
7) 厚生労働省：e-ヘルスネットホームページ（https://www.e-healthnet.mhlw.go.jp/information/dictionary/food/ye-021.html）

# ② マルチモビディティ（多疾患併存）の高齢者をみるために

実習までの学習ポイント

☑マルチモビディティ（多疾患併存）について確認する
☑マルチモビディティとポリファーマシーとの関係について理解する

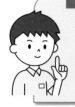

## ① マルチモビディティとは

　高齢者は複数の疾患に罹患し，長年それらの疾患と折り合いをつけながら暮らしている人が少なくありません。前述のように，マルチモビディティ（multimorbidity）とは特定の診断基準に基づいた医学的な診断ではありませんが，1980年代頃から「複数の慢性疾患をもつこと」は「マルチモビディティ（多疾患併存）」と呼ばれるようになり，高齢化とともにマルチモビディティの患者さんは増加しています[1]。

　海外の調査研究によると，マルチモビディティは，疾患の治療だけでなく，その後の生活にも大きな影響を及ぼしているということが報告されています[2]。例えば，マルチモビディティにより死亡率が上昇する，生活の質（QOL）が低下する，身体機能や認知機能が低下するといった健康状態への負の影響が示唆されていますし；受診回数が増加することから治療への負担感を感じている人も少なくないといった報告もあります[3]。また，気分障害や精神障害などの発症率も高く，施設への入所率も上昇してしまうといった調査結果もあることから[4]，マルチモビディティの高齢者はさまざまな心身の障がいやその後の生活リスクを抱える可能性が高いと想定して対応する必要があります。

　マルチモビディティとしての慢性疾患の上位10位には，COPD，糖尿病，高血圧，悪性腫瘍，脳血管障害，認知症，うつ病，不安障害，うっ血性心不全，関節疾患といった疾患の併存が示唆されています[1]。実際に入院している高齢者の既往歴を把握していくと，これらの疾患を複数有している人が少なくないことに気づくでしょう。そのため，現病歴だけに着目していても治療の奏功は難しく，さまざまな疾患との関連のなか

で生じている症状であるため，現病歴に加えて，他の既往歴の病態の把握とそれぞれの既往歴にどれだけ症状が出ている状況かについての確認が必要になってきます。

## ② マルチモビディティとポリファーマシーの関連

　また，マルチモビディティと強い関連性があるとされているのが，ポリファーマシー（多剤併用）です。マルチモビディティの高齢患者さんの負担となっているのがこのポリファーマシーであったりします。腰が痛いから整形外科で薬をもらう，排尿障害と腎機能低下があるから泌尿器科で薬をもらう，心不全なので循環器内科で循環器系の薬をもらう，といった高齢者は少なくありません。このように複数の医療機関を受診したりすることで，内服薬の重複や薬物有害事象が生じていたり，そもそも内服すべき薬が多すぎて適切に管理ができていない，といったことも多く見受けられます。

　マルチモビディティの高齢者の場合，入院という機会は，今後の治療目的について患者さんの希望や優先順位を確認し，治療や受診，処方薬を見直す機会となりますので，主治医・薬剤師らとも綿密に情報を共有することが望ましいです。

　学生の皆さんが臨地実習で受け持つ高齢者のなかには，このような課題を抱えている人が少なくないということを理解したうえで，現病歴だけでなく，既往歴も含めてどのような症状が出ていてどのような生活障がいがあるのか，治療薬としてはどのような効果があるのか，内服薬の数や内容が生活上の支障にかかわっていないかといったことまで考えてもらいたいと思います。

引用文献
1) 高橋亮太，岡田唯男，上松東宏：プライマリケアにおける multimorbidity の現状と課題，日本プライマリ・ケア連合学会誌，42（4），213-219, 2019.
2) Menotti A, Puddu PE, Catasta G：Prevalence of morbidity and multimorbidity in elderly male populations and their impact on 10-year all-cause mortality: The FINE study（Finland, Italy, Netherlands, Elderly），Journal of Clinical Epidemiology, 54（7），680-686, 2001.
3) Salisbury C, Johnson L, Purdy S, Valderas JM, Montgomery AA：Epidemiology and impact of multimorbidity in primary care: a retrospective cohort study，British Journal of General Practice, 61（582），e12-e21, 2011.
4) Viljanen A, Salminen M, Irjala K：Chronic conditions and multimorbidity associated with institutionalization among Finnish community-dwelling older people：an 18-year population-based follow-up study, European Geriatric Medicine, 12, 1275-1284, 2021.

# ③ 老年看護学で重要なアセスメントツール（評価指標）

**実習までの学習ポイント**

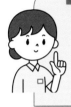

☑アセスメントツールを使用する際の注意点を整理する

☑高齢者によく使用されるアセスメントツールを確認する

☑アセスメントツールにはさまざまなものがあることを理解しておく

　高齢者を看護するうえでは，身体疾患はもちろんのこと，加齢による身体・精神心理機能の変化，療養している場所や介護環境といった多角的な視点でのアセスメント（評価）が重要です。さらに，それらは複雑に影響し合っていることから，それぞれの視点を単体で分析するだけでなく，包括的にとらえていく必要があります。また，近年では高齢者の健康や生活課題の解決のために，看護のみならず，多職種で連携しながら取り組むことが求められています。よって，老年看護では，多角的にアセスメントするために必要なさまざまな情報を多職種で共有し，分析できるアセスメントツール（評価指標）が数多くあります。

　ここでは，実習時にアセスメントツールを使用する際の注意点を示したうえで，老年看護領域でよく使われているアセスメントツールを紹介します。

## ① アセスメントツールを使用するうえでの注意点

### （1）評価方法・評価基準をしっかり調べて選択しよう

　評価の方法には，高齢者を観察して評価するもの（観察式）と，本人に直接質問して評価するもの（質問式）があり，それぞれには利点や欠点があります（**表1**）。また，アセスメントツールは使用する手順や評価基準が定められています。その点を留意して使用しないと，正しく評価できなかったり，患者さんとの信頼関係を損なうことにもつながりかねません。

**表1** 評価指標方法ごとの利点・欠点

|  | 質問式 | 観察式 |
|---|---|---|
| 利点 | ・その場で本人に質問しながらすぐに評価できる | ・患者さんの状態をよく知っている人や，評価内容に関する情報があれば評価できる |
| 欠点 | ・評価者との信頼関係（ラポール）がよくなければ，正しく回答してもらえないことがある | ・患者さんの状態をよく理解していない，または情報がないとすぐには評価できない<br>・評価する人によって，結果に差が出る |

　アセスメントツールを使用する際には，評価方法や評価基準について事前によく調べ，教員や実習指導者に相談をして，了解を得てから使用しましょう。

## （2）問診（質問式）をする際は準備を整えてから実施しよう

### ● プライバシーが保てる環境の準備

　問診は，内容によって他人には聞かれたくないようなプライベートなものであったり，緊張を伴ったりします。実施にあたっては，まずはプライバシーを確保できる，静かで落ち着いた場所を準備しましょう。

### ● 高齢者とのコミュニケーションの準備

　高齢者は視覚・聴覚や認知機能の低下から，質問のやりとりがスムーズに進まないことがあります。事前に眼鏡や補聴器などが必要かを確認し，ときには文字や絵，写真を用いて質問のやりとりを補うことができるように準備をしておきましょう。

## （3）アセスメントツールの活用方法

　アセスメントツールは初期評価だけが目的ではありません。皆さんが実施したケアの効果評価にも使えます。そして，評価項目の一つ一つがケア介入のポイントにもなります。アセスメントツールの合計点だけでなく，どの部分に課題があるかを知ることで，対象となる高齢者へのケアの方向性を見出すことができます。

　またアセスメントツールは，複数の人がそれを見ても同じように対象を理解することができるため，看護師チームや多職種チームで共通認識を得るためのツールでもあります。このように，アセスメントツールをうまく活用することが効果的な看護の提供につながるので，実習でも積極的に活用していきましょう。

## ②アセスメントツール

### (1) ADL のアセスメントツール

　ADL（activities of daily living）とは日常生活動作のことで，ADL には基本的日常生活動作（basic ADL：BADL）と手段的日常生活動作（instrumental ADL：IADL）とがあります。多くの高齢者が，入院すると，身体疾患によるさまざまな症状や，点滴やモニターなどの装着物のために活動が制限されて筋力が低下したり，食欲低下から栄養状態悪化となり体力も落ち，ADL を低下させてしまいます。よって，実習では入院前と現在の ADL を比較し，どの ADL へ看護介入が必要かを考える必要があります。そうした際に ADL のアセスメントツールは有用です。なお，一般的に ADL という場合は BADL を指しています。

　BADL は日常生活を送るために最低限必要な日常的な動作で，「起居動作・移乗・移動（歩行）・食事・更衣・排泄・入浴・整容」といった動作のことです。高齢者の身体能力や日常生活レベルを図るための重要な指標であり，BADL を評価するアセスメントツールとして，バーセルインデックス（Barthel Index：BI）や FIM（Functional Independence Measure：機能的自立度評価法）が広く普及しています。

　また，IADL は，掃除・料理・洗濯・買い物などの家事や交通機関の利用，電話対応などのコミュニケーション，スケジュール調整，服薬管理，金銭管理，趣味などの複雑な日常生活動作のことを指します。

### ◉ BI

　BI は基本的日常生活動作（BADL）10 項目を自立度に応じて 15 点，10 点，5 点，0 点のいずれかで点数化し，その合計を 100 点満点として評価します（表 2）。食事・移乗・整容・トイレ動作・入浴・歩行・階段昇降・着替え・排便コントロール・排尿コントロールについての評価を行います。採点方法が比較的簡単で，100 点満点で採点できるので見た目にもわかりやすい評価方法です。一般的に，85 点以上が自立とされ，60 点以上が部分自立，40 点以下が大部分介助，0 点は全介助とされています。

### ◉ FIM

　FIM は 1983 年にグレンジャー（Granger CV）らによって開発された ADL 評価法です（表 3）。FIM は患者さんの基本的日常生活動作（BADL）の介護量を測定するこ

## 表2 バーセルインデックス

| 項目 | 点数 | 判定基準 |
| --- | --- | --- |
| 食事 | 10点 | 自立。手の届くところに食べ物を置けば，トレイあるいはテーブルから1人で摂食可能，必要なら介助器具をつけることができ，適切な時間内に食事が終わる |
| | 5点 | 食べ物を切る等，介助が必要 |
| | 0点 | 全介助 |
| 移乗 | 15点 | 自立。車椅子で安全にベッドに近づき，ブレーキをかけ，フットレストを上げてベッドに移り，臥位になる。再び起きて車椅子を適切な位置に置いて，腰掛ける動作がすべて自立 |
| | 10点 | どの段階かで，部分介助あるいは監視が必要 |
| | 5点 | 座ることはできるが，移動は全介助 |
| | 0点 | 全介助 |
| 整容 | 5点 | 自立（洗面，歯磨き，整髪，ひげそり） |
| | 0点 | 全介助 |
| トイレ動作 | 10点 | 自立。衣服の操作，後始末を含む。ポータブル便器を用いているときは，その洗浄までできる |
| | 5点 | 部分介助。体を支えたり，トイレットペーパーを用いることに介助が必要 |
| | 0点 | 全介助 |
| 入浴 | 5点 | 自立（浴槽につかる，シャワーを使う） |
| | 0点 | 全介助 |
| 歩行 | 15点 | 自立。45m以上平地歩行可能，補装具の使用はかまわないが，車椅子，歩行器は不可 |
| | 10点 | 介助や監視が必要であれば，45m平地歩行可能 |
| | 5点 | 歩行不能の場合，車椅子をうまく操作し，少なくとも45mは移動できる |
| | 0点 | 全介助 |
| 階段昇降 | 10点 | 自立。手すり，杖などの使用はかまわない |
| | 5点 | 介助または監視を要する |
| | 0点 | 全介助 |
| 着替え | 10点 | 自立。靴，ファスナー，装具の着脱を含む |
| | 5点 | 部分介助を要するが，少なくとも半分以上の部分は自分でできる。適切な時間内にできる |
| | 0点 | 全介助 |
| 排便コントロール | 10点 | 失禁なし，浣腸，座薬の取り扱いも可能 |
| | 5点 | 時に失禁あり，浣腸，座薬の取り扱いに介助を要する |
| | 0点 | 全介助 |
| 排尿コントロール | 10点 | 失禁なし |
| | 5点 | 時に失禁あり，収尿器の取り扱いに介助を要する場合も含む |
| | 0点 | 全介助 |

(Mahoney FI et al. : Functional Evaluation ; The Barthel Index, Maryland State Mad J, 14, 61-65, 1965.)

**表3** FIM

✓「運動ADL」13項目と「認知ADL」5項目で構成
✓各7～1点の7段階評価（合計：126点～18点）

| 自立 | 7点 | 完全自立 |
|---|---|---|
| | 6点 | 修正自立 |
| 部分介助 | 5点 | 監視 |
| 介助あり | 4点 | 最小介助 |
| | 3点 | 中等度介助 |
| 完全介助 | 2点 | 最大介助 |
| | 1点 | 全介助 |

| 運動項目 | | | | | | | | | | | | | 認知項目 | | | | |
|---|---|---|---|---|---|---|---|---|---|---|---|---|---|---|---|---|---|
| セルフケア | | | | | | 排泄 | | 移乗 | | | 移動 | | コミュニケーション | | 社会認識 | | |
| 食事 | 整容 | 清拭 | 更衣（上半身） | 更衣（下半身） | トイレ動作 | 排尿コントロール | 排便コントロール | ベッド・椅子・車椅子 | トイレ | 浴槽・シャワー | 歩行・車椅子 | 階段 | 理解（聴覚・視覚） | 表出（音声・非音声） | 社会的交流 | 問題解決 | 記憶 |
| 計42～6点 | | | | | | 計14～2点 | | 計21～3点 | | | 計14～2点 | | 計14～2点 | | 計21～3点 | | |
| 運動項目 計91～13点 | | | | | | | | | | | | | 認知項目 計35～5点 | | | | |
| 合計 126～18点 | | | | | | | | | | | | | | | | | |

（厚生労働省資料より）

とができ，ADL評価のなかで最も信頼性と妥当性があるといわれています。評価項目は運動ADL 13項目と認知ADL 5項目の計18項目で構成され，各項目を1～7点の7段階（合計18～126点）で評価します。コミュニケーションや社会的認知などの認知項目を含むため，実際に日常生活で行っている動作を評価する，変化を確認するのに最適な評価方法といえます。

### ● 手段的日常生活動作（IADL）尺度

IADLの代表的なアセスメントツールに，ロートン（Lawton MP）らが作成した手段的日常生活動作（IADL）尺度があります（**表4**）。これは，電話を使用する能力・買い物・食事の支度・家事・洗濯・交通手段・服薬の管理・金銭管理能力の8項目で評価します。項目ごとに該当するものを選択し，採点欄の数値を合計します（0～8点）。点数が高いほど自立度が高くなります。

### 表4 手段的日常生活動作 (IADL) 尺度

| 項目 | 採点 |
|---|---|
| A 電話を使用する能力 | |
| 　1.　自分で番号を調べて電話をかけることができる | 1 |
| 　2.　2,3 のよく知っている番号であればかけることができる | 1 |
| 　3.　電話には出られるが自分からかけることはできない | 1 |
| 　4.　全く電話を使用できない | 0 |
| B 買い物 | |
| 　1.　すべての買い物を自分で行うことができる | 1 |
| 　2.　少額の買い物は自分で行うことができる | 0 |
| 　3.　誰かが一緒でないと買い物ができない | 0 |
| 　4.　全く買い物はできない | 0 |
| C 食事の支度 | |
| 　1.　自分で考えてきちんと食事の支度をすることができる | 1 |
| 　2.　材料が用意されれば適切な食事の支度をすることができる | 0 |
| 　3.　支度された食事を温めることはできる，あるいは食事を支度することはできるがきちんとした食事をいつも作ることはできない | 0 |
| 　4.　食事の支度をしてもらう必要がある | 0 |
| D 家事 | |
| 　1.　力仕事以外の家事を 1 人でこなすことができる | 1 |
| 　2.　皿洗いやベッドの支度などの簡単な家事はできる | 1 |
| 　3.　簡単な家事はできるが，きちんと清潔さを保つことができない | 1 |
| 　4.　全ての家事に手助けを必要とする | 1 |
| 　5.　全く家事はできない | 0 |
| E 洗濯 | |
| 　1.　自分の洗濯は全て自分で行うことができる | 1 |
| 　2.　靴下などの小物の洗濯を行うことはできる | 1 |
| 　3.　洗濯は他の人にしてもらう必要がある | 0 |

（次頁につづく）

**表4** 手段的日常生活動作 (IADL) 尺度 (つづき)

| 項目 | 採点 |
|---|:---:|
| F 交通手段 | |
| 　1. 1人で公共交通機関を利用し，あるいは自家用車で外出することができる | 1 |
| 　2. 1人でタクシーは利用できるが，その他の公共輸送機関を利用して外出することはできない | 1 |
| 　3. 付き添いが一緒なら，公共交通機関を利用し外出することができる | 1 |
| 　4. 付き添いが一緒であれば，タクシーか自家用車で外出することができる | 0 |
| 　5. 全く外出することができない | 0 |
| G 服薬の管理 | |
| 　1. 自分で正しいときに正しい量の薬を飲むことができる | 1 |
| 　2. 前もって薬が仕分けされていれば，自分で飲むことができる | 0 |
| 　3. 自分で薬を管理することができない | 0 |
| H 金銭管理能力 | |
| 　1. 家計を自分で管理できる（支払計画・実施ができる，銀行へ行くこと等） | 1 |
| 　2. 日々の支払いはできるが，預金の出し入れや大きな買い物等では手助けを必要とする | 1 |
| 　3. 金銭の取り扱いを行うことができない | 0 |

(Lawton MP, Brody EM : Assessment of Older People: Self-Maintaining and Instrumental Activities of Daily Living, The Gerontologist, 9, 179-186, 1969.)

## （2）認知症のある人に使用されるアセスメントツール

　老年看護学実習に限らず，認知症のある人には成人や地域・在宅，精神などさまざまな領域の実習で出会う可能性があります。認知機能はADLとは異なり，ただ観察しても，どの認知機能がどの程度障がいされているのかを見極めることは難しいでしょう。しかし，認知機能に障がいがあると生活のさまざまな場面に影響があるため，認知機能を正しく評価することが，高齢者の生活を支援するうえでは欠かせません。よって，アセスメントツールを上手に使って支援の必要な障がいを見極め，ケアをし，できること，つまり残存している機能を維持できるように支援していきましょう。

### ● HDS-R

　HDS-R（Hasegawa's Dementia Scale-Revised：改訂長谷川式簡易知能評価スケール）は，年齢，時間の見当識，場所の見当識，3単語の即時記銘と遅延再生，計

算，数字の逆唱，物品記銘，言語流暢性の9項目からなる30点満点の認知機能検査で，認知症のスクリーニングに使用します（表5）。HDS-Rでは20点以下（カットオフポイント）で認知症を疑います。質問式の検査で，所要時間は6～10分程度です。

**表5** HDS-R（改訂長谷川式簡易知能評価スケール）

| 1 | お歳はいくつですか？（2年までの誤差は正解） | | 0　1 |
|---|---|---|---|
| 2 | 今日は何年何月何日ですか？　何曜日ですか？（年月日，曜日が正解でそれぞれ1点ずつ） | 年<br>月<br>日<br>曜日 | 0　1<br>0　1<br>0　1<br>0　1 |
| 3 | 私たちがいまいるところはどこですか？<br>（自発的にでれば2点，5秒おいて家ですか？　病院ですか？　施設ですか？　のなかから正しい選択をすれば1点） | | 0　1　2 |
| 4 | これから言う3つの言葉を言ってみてください。あとでまた聞きますのでよく覚えておいてください。（以下の系列のいずれか1つで，採用した系列に○印をつけておく）<br>1：a）桜　b）猫　c）電車，2：a）梅　b）犬　c）自動車 | | 0　1<br>0　1<br>0　1 |
| 5 | 100から7を順番に引いてください。<br>（100-7は？，それからまた7を引くと？　と質問する。最初の答えが不正解の場合，打ち切る） | （93）<br>（86） | 0　1<br>0　1 |
| 6 | 私がこれから言う数字を逆から言ってください。<br>（6-8-2，3-5-2-9を逆に言ってもらう，3桁逆唱に失敗したら，打ち切る） | 2-8-6<br>9-2-5-3 | 0　1<br>0　1 |
| 7 | 先ほど覚えてもらった言葉をもう一度言ってみてください。<br>（自発的に回答があれば各2点，もし回答がない場合以下のヒントを与え正解であれば1点）<br>a）植物　b）動物　c）乗り物 | | a：0　1　2<br>b：0　1　2<br>c：0　1　2 |
| 8 | これから5つの品物を見せます。それを隠しますのでなにがあったか言ってください。<br>（時計，鍵，タバコ，ペン，硬貨など必ず相互に無関係なもの） | | 0　1　2<br>3　4　5 |
| 9 | 知っている野菜の名前をできるだけ多く言ってください。<br>（答えた野菜の名前を右欄に記入する。途中で詰まり，約10秒間待っても出ない場合にはそこで打ち切る）<br>0～5=0点，6=1点，7=2点，8=3点，9=4点，10=5点 | | 0　1　2<br>3　4　5 |
| | | 合計得点 | |

30点満点中20点以下は認知症の疑いあり。
（加藤伸司他：改訂長谷川式簡易知能評価スケール（HDS-R）の作成，老年精神医学雑誌，2，1339-1347，1991.）

**表6** MMSE

| 項目（満点） | 質問内容 | 回答 | 得点 |
|---|---|---|---|
| 1（5点） | 今年は何年ですか | 年 | |
| | 今の季節は何ですか | | |
| | 今日は何曜日ですか | 曜日 | |
| | 今日は何月何日ですか | 月 | |
| | | 日 | |
| 2（2点） | ここは何県ですか | 県 | |
| | ここは何市ですか | 市 | |
| | ここは何病院ですか | | |
| | ここは何階ですか | 階 | |
| | ここは何地方ですか　（例：関東地方） | | |
| 3（3点） | 物品名3個（相互に無関係） | | |
| | 検者は物の名前を1秒間に1個ずつ言う<br>その後，被験者に繰り返させる | | |
| | 正答1個につき1点を与える。3個すべて言うまで繰り返す（6回まで） | | |
| | 何回繰り返したかを記す　＿回 | | |
| 4（5点） | 100から順に7を引く（5回まで）<br>あるいは「フジノヤマ」を逆唱させる | | |
| 5（3点） | 3で提示した物品名を再度復唱させる | | |
| 6（2点） | （時計を見せながら）これは何ですか | | |
| | （鉛筆を見せながら）これは何ですか | | |
| 7（1点） | 次の文章を繰り返す<br>「みんなで，力を合わせて綱を引きます」 | | |
| 8（3点） | （3段階の命令）<br>「右手にこの紙を持ってください」<br>「それを半分に折りたたんでください」<br>「机の上に置いてください」 | | |
| 9（1点） | （次の文章を読んで，その指示に従ってください）<br>「眼を閉じなさい」 | | |

（次頁につづく）

**表6** MMSE（つづき）

| 項目（満点） | 質問内容 | 回答 | 得点 |
|---|---|---|---|
| 10（1点） | （何か文章を書いてください） | | |
| 11（1点） | （次の図形を書いてください） | | |
| | | 得点合計 | |

(Folatein MF, Folatein SF, McHugh PR："Mini-Mental State"：a practical method for grading the congnitive state of patients for the clinician, J Psydihat Res, 12, 189-198, 1975.)

## ◉ MMSE

　MMSE（Mini-Mental State Examination：ミニメンタルステート検査）は時間の見当識，場所の見当識，3単語の即時再生と遅延再生，計算，物品呼称，文章復唱，3段階の口頭命令，書字命令，文章書字，図形模写の計11項目から構成される30点満点の認知機能検査で，国際的に用いられている認知症のスクリーニング検査です（**表6**）。簡易的に重症度判定にも使用されます。MMSEでは23点以下（カットオフポイント）で認知症を，27点以下で軽度認知障害(MCI)を疑います。重症度を判定する場合は，21点以上で軽度，11～20点で中等度，0～10点で重度と判定します。HDS-Rとよく似ていますが，MMSEでは口頭指示を理解する・文章を理解する・書くなどの言語能力と，図形を見ながら模写する構成能力（視空間認知能力）などの認知機能も評価できます。質問式の検査で，所要時間は6～10分程度です。

## ◉ CDR

　CDR（Clinical Dementia Rating：臨床的認知症尺度）は認知症の重症度を評価するための観察式のスケールで，家族など身近な人からの聞き取りと本人への問診によって，重症度を評価します。記憶，見当識，判断力・問題解決，社会適応，家庭状況・興味・関心，介護状況の6項目について，評価表に基づいて5段階で判定し，それらを総合して重症度を評定します（**表7**）。

**表7** CDR

| | 健康<br>（CDR0） | 認知症の疑い<br>（CDR0.5） | 軽度認知症<br>（CDR1） | 中等度認知症<br>（CDR2） | 重度認知症<br>（CDR3） |
|---|---|---|---|---|---|
| 記憶 | 記憶障害なし<br>若干の物忘れ | 一貫した軽い物忘れ，出来事を部分的に思い出す良性健忘 | 中等度記憶障害，特に最近の出来事に関するもの，日常生活に支障 | 重度記憶障害，高度に学習した記憶は保持，新しいものはすぐに忘れる | 重度記憶障害，断片記憶のみ残存 |
| 見当識 | 見当識障害なし | | 時間に対しての障害あり。検査では場所・人物の失見当はないが，時に地理的失見当あり | 常時，時間の失見当，時に場所の失見当 | 人物への見当識のみ残存 |
| 判断力・問題解決 | 適切な判断力問題解決 | 問題解決能力の障害が疑われる | 複雑な問題解決に関する中等度の障害，社会保持判断は保持 | 重度の問題解決能力の障害<br>社会的判断力の障害 | 判断不能<br>問題解決不能 |
| 社会適応 | 社会的グループで普通の自立した機能 | 左記の活動の軽度の障害，その疑い | 左記の活動にかかわっていても自立した機能が果たせない | 一般社会では自立した機能を果たせない | |
| 家庭状況・興味・関心 | 生活，趣味，知的関心が保持されている | 左同，若干の障害 | 軽度の家庭生活の障害，複雑な家事は障害，高度の趣味・関心の喪失 | 単純な家事のみ限定された関心 | 家庭内不適応介護状況 |
| 介護状況 | セルフケア完全 | | ときどき激励が必要 | 着衣，衛生管理などの身の回りのことに介助が必要 | 日常生活に十分な介護を要する，しばしば失禁 |

(Hughes CP et al. : A new clinical scale for the staging of dementia, Br J Psychiatry, 140, 566-572, 1982.)

## ● FAST

FAST（Functional Assessment Staging of Alzheimer's Disease）はアルツハイマー型認知症の重症度を評価するための観察式のスケールです（**表8**）。ADL の障がいの程度によって，アルツハイマー型認知症の進行度および重症度を 7 段階に分類，評価します。

## ● ABC 認知症スケール

ABC 認知症スケール（ABC Dementia Scale）は，日本の研究者によって開発さ

**表8** FASTによるステージ分類

| FAST Stage | 臨床診断 | FASTにおける特徴 |
|---|---|---|
| 1 | 正常 | 主観的および客観的機能低下は認められない |
| 2 | 年齢相応 | 物の置き忘れを訴える，喚語困難 |
| 3 | 境界状態 | 熟練を要する仕事の場面では機能低下が同僚によって認められる<br>新しい場所に旅行することは困難 |
| 4 | 軽度のアルツハイマー型認知症 | 夕食に客を招く段取りをつけたり，家計を管理したり，買い物をしたりする程度の仕事でも支障をきたす |
| 5 | 中等度のアルツハイマー型認知症 | 介助なしでは適切な洋服を選んで着ることができない<br>入浴させるときもなんとかなだめすかして説得することが必要なこともある |
| 6 | やや高度のアルツハイマー型認知症 | (a) 不適切な着衣<br>(b) 入浴に介助を要する<br>(c) トイレの水を流せなくなる<br>(d) 尿失禁<br>(e) 便失禁 |
| 7 | 高度のアルツハイマー型認知症 | (a) 語彙が最大限約6語となる<br>(b) 理解しうる語彙がただ一つの単語となる<br>(c) 歩行能力の喪失<br>(d) 着座能力の喪失<br>(e) 笑う能力の喪失<br>(f) 昏迷および昏睡 |

(Reisberg B et al. : Functional staging of dementia of the Alzheimer type, Ann NY Acad Sci, 435, 481-483, 1984.)

れたアルツハイマー型認知症の患者の重症度を評価するスケールです。13項目の質問で構成され，これまでの認知症評価における問題点を踏まえ，簡便かつ短時間で，日常生活動作（ADL），行動・心理症状（BPSD），認知機能（Cognitive function）を同時に評価できます。インターネットサイトから申し込むことができます（https://www.tri-kobe.org/pickup/detail/id=507）。

## （3）意欲とうつのアセスメントツール

高齢者は病気の影響や環境の変化から心理面が不安定になることで，意欲低下（アパシー）となったりうつ傾向になったりします。こうした症状は高齢者では決して珍しくありませんが，症状があることで食事が摂れなくなったり，不眠になったり，リハビリ

テーションを拒むなど，病気の回復を遅らせる要因になります。よって，意欲低下やうつ症状についても，ツールを使ってアセスメントし，支援していきましょう。

### ⚫ 老年期うつ病評価尺度

老年期うつ病評価尺度（Geriatric Depression Scale 15（GDS15））は，うつのスクリーニング検査として世界で最もよく使用されています。15問の短い質問から成り立つ簡便な検査で，被検者が「はい」「いいえ」で答える形式で答えやすく，採点が容易です。5点以上がうつ傾向，10点以上がうつ状態とされます。所要時間は5〜7分です。詳しくは「高齢者の特性を踏まえた保健事業ガイドライン第2版」（https://www.mhlw.go.jp/stf/shingi2/0000204952_00002.html）などを参照してください。

### ⚫ バイタリティインデックス

バイタリティインデックス（Vitality Index：意欲の指標）は，起床，意思疎通，食事，排泄，リハビリテーションの5項目の日常生活動作に関する「意欲」についての客観的機能評価法です（表9）。バイタリティインデックスの得点範囲は0〜10点で，得点が高いほど生活意欲が高いと評価します。

## (4) 栄養とフレイル，嚥下機能のアセスメントツール

高齢者の病気の予防や回復には，栄養状態が良好に保たれていること，つまり食事をしっかり摂取することが重要です。また，よく噛むことは脳の血流を増加させ，脳神経細胞の働きが活発になるため，認知機能低下予防にもつながるといわれています。しかし，入院している高齢者の多くは低栄養状態で，そのうえ，疾患によっては治療のために絶食となることも少なくなくありません。高齢者は食べない期間が長くなると，食べるために必要な筋力の低下などを起こし，さらに誤嚥のリスクも高まります。よって，高齢者の看護をしていくうえでは，食事への支援が欠かせません。高齢者の食事支援を安全に進めるためにも，適切に栄養評価・嚥下評価をしていきましょう。

### ⚫ MNA-SF

欧州の専門家により開発された高齢者の栄養状態を確認するツールとして，簡易栄養状態評価表（MNA）があります。MNA-SF（Mini Nutritional Assessment Short-Form：簡易栄養状態評価表）は，MNAの初期評価6項目を独立させたものとして開

## 表9 バイタリティインデックス

| 1）起床<br>（Wake up） | ・いつも定時に起床している<br>・起こさないと起床しないことがある<br>・自分から起床することはない | 2<br>1<br>0 |
|---|---|---|
| 2）意思疎通<br>（Communication） | ・自分から挨拶する，話しかける<br>・挨拶，呼びかけに対して返答や笑顔がみられる<br>・反応がない | 2<br>1<br>0 |
| 3）食事<br>（Feeding） | ・自分から進んで食べようとする<br>・促されると食べようとする<br>・食事に関心がない，全く食べようとしない | 2<br>1<br>0 |
| 4）排泄<br>（On and Off Toilet） | ・いつも自ら便意尿意を伝える，あるいは自分で排尿，排便を行う<br>・時々，尿意便意を伝える<br>・排泄に全く関心がない | 2<br>1<br>0 |
| 5）リハビリ・活動<br>（Rehabilitation,<br>Activity） | ・自らリハビリに向かう，活動を求める<br>・促されて向かう<br>・拒否，無関心 | 2<br>1<br>0 |

除外規定：意識障害，高度の臓器障害，急性疾患（肺炎など発熱）
判定上の注意
1）薬剤の影響（睡眠薬など）を除外。起座できない場合，開眼し覚醒していれば2点
2）失語の合併がある場合，言語以外の表現でよい
3）器質的消化器疾患を除外。麻痺で食事の介護が必要な場合，介助により摂取意欲があれば2点（口まで運んでやった場合も積極的に食べようとすれば2点）
5）失禁の有無は問わない。尿意不明の場合，失禁後にいつも不快を伝えれば2点。
6）リハビリでなくとも散歩やレクリエーション，テレビでもよい。寝たきりの場合，受動的理学運動に対する反応で判定する。

(Toba K et al.：Vitality Index as a useful tool to assess elderly with dementia, Geriatr Gerontol Int, 2 (1), 23-29, 2002.)

発されたものです（表10）。項目は，食事摂取量の変化・体重変化・移動能力・ストレス・精神心理学的問題・BMIの6項目から構成され，各0〜2点または3点の範囲で採点します。合計点数により，低栄養（0-7ポイント）・低栄養のおそれあり（8-11ポイント）・栄養状態良好（12-14ポイント）のいずれに該当するかを判定します。通常時体重が不明な場合でも採点でき，身長・体重が測定できない場合でも下腿周囲長を用いて判定できます。

### ● 改定日本版CHS基準（J-CHS基準）：フレイル評価

フレイルは厚生労働省によると，「加齢とともに，心身の活力（運動機能や認知機能

表10 MNA-SF

## 簡易栄養状態評価表
### Mini Nutritional Assessment-Short Form
### MNA®

**Nestlé**
**NutritionInstitute**

氏名: _____

性別: ____ 年齢: ____ 体重: ____ kg 身長: ____ cm 調査日: _____

下の□欄に適切な数値を記入し，それらを加算してスクリーニング値を算出する。

### スクリーニング

**A** 過去 3ヶ月間で食欲不振，消化器系の問題，そしゃく・嚥下困難などで食事量が減少しましたか？
0 = 著しい食事量の減少
1 = 中等度の食事量の減少
2 = 食事量の減少なし ☐

**B** 過去 3ヶ月間で体重の減少がありましたか？
0 = 3 kg 以上の減少
1 = わからない
2 = 1～3 kg の減少
3 = 体重減少なし ☐

**C** 自力で歩けますか？
0 = 寝たきりまたは車椅子を常時使用
1 = ベッドや車椅子を離れられるが，歩いて外出はできない
2 = 自由に歩いて外出できる ☐

**D** 過去 3ヶ月間で精神的ストレスや急性疾患を経験しましたか？
0 = はい　　　2 = いいえ ☐

**E** 神経・精神的問題の有無
0 = 強度認知症またはうつ状態
1 = 中程度の認知症
2 = 精神的問題なし ☐

**F1** BMI　　体重(kg)÷[身長(m)]² ☐
0 = BMI が 19 未満
1 = BMI が 19 以上，21 未満
2 = BMI が 21 以上，23 未満
3 = BMI が 23 以上 ☐

BMI が測定できない方は，**F1** の代わりに **F2** に回答してください。
BMI が測定できる方は，**F1** のみに回答し，**F2** には記入しないでください。

**F2** ふくらはぎの周囲長(cm) : CC
0 = 31cm未満
3 = 31cm以上 ☐

### スクリーニング値
(最大 : 14ポイント) ☐ ☐

**12-14 ポイント:** ☐　栄養状態良好
**8-11 ポイント:** ☐　低栄養のおそれあり (At risk)
**0-7 ポイント:** ☐　低栄養

保存します
印刷します
リセットします

Ref.　Vellas B, Villars H, Abellan G, et al. *Overview of the MNA® - Its History and Challenges.* J Nutr Health Aging 2006;10:456-465.

Rubenstein LZ, Harker JO, Salva A, Guigoz Y, Vellas B. *Screening for Undernutrition in Geriatric Practice: Developing the Short-Form Mini Nutritional Assessment (MNA-SF).* J. Geront 2001;56A: M366-377.

Guigoz Y. *The Mini-Nutritional Assessment (MNA®) Review of the Literature - What does it tell us?* J Nutr Health Aging 2006; 10:466-487.

Kaiser MJ, Bauer JM, Ramsch C, et al. *Validation of the Mini Nutritional Assessment Short-Form (MNA®-SF): A practical tool for identification of nutritional status.* J Nutr Health Aging 2009; 13:782-788.

® Société des Produits Nestlé, S.A., Vevey, Switzerland, Trademark Owners

© Nestlé, 1994, Revision 2009. N67200 12/99 10M

さらに詳しい情報をお知りになりたい方は，**www.mna-elderly.com** にアクセスしてください。

等）が低下し，複数の慢性疾患の併存などの影響もあり，生活機能が障害され，心身の脆弱化が出現した状態であるが，一方で適切な介入・支援により，生活機能の維持向上が可能な状態像」とされています。よって，フレイルの早期発見が大切になります。

　フレイルの評価としては，フリード（Fried L）らが作成した CHS 基準が国際的によく用いられていますが，日本ではこれをもとに，厚生労働省が作成した 25 項目からなる基本チェックリストを取り入れて日本人高齢者にあった指標に修正した，改定日本版 CHS 基準（J-CHS 基準）があります（**表 11**）。5 つの評価基準のうち，3 項目以上に該当するものをフレイル，1 項目または 2 項目に該当するものをプレフレイル，いずれも該当しないものをロバスト（健常）と評価します。

## ● EAT-10

　摂食嚥下の機能・状態をスクリーニングするためのツールである EAT-10 は，アメリカで開発されました（**表 12**）。10 項目の質問からなり，各項目を 5 段階で回答，合計点が 3 点以上であれば問題ありと判定します。簡単に嚥下状態をチェックできる便利なツールです。

**表 11** 改定日本版 CHS 基準（J-CHS 基準）

| 項　目 | 評価規準 |
| --- | --- |
| 体重減少 | 6 か月で，2 kg 以上の（意図しない）体重減少（基本チェックリスト＃11） |
| 筋力低下 | 握力：男性＜28 kg，女性＜18 kg |
| 疲労感 | （ここ 2 週間）わけもなく疲れたような感じがする（基本チェックリスト＃25） |
| 歩行速度 | 通常歩行速度＜1.0 m/秒 |
| 身体活動 | ①軽い運動・体操をしていますか？②定期的な運動・スポーツをしていますか？上記の 2 つのいずれも「週に 1 回もしていない」と回答 |

［判定基準］
3 項目以上に該当：フレイル，1〜2 項目に該当：プレフレイル，該当なし：ロバスト（健常）
(Satake S et al.: The revised Japanese version of the Cardiovascular Health Study criteria (revised J-CHS criteria), Geriatr Gerontol Int, 20 (10), 992-993, 2020.
日本語版：国立長寿医療研究センター，佐竹昭介：健康長寿教室テキスト 第 2 版, p2)

表12 EAT-10

## EAT-10（イート・テン）
## 嚥下スクリーニングツール

**Nestlé Nutrition Institute**

| 氏名: | | 性別: | 年齢: | | 日付: | 年 | 月 | 日 |
|---|---|---|---|---|---|---|---|---|

### 目的

EAT-10は，嚥下の機能を測るためのものです。
気になる症状や治療についてはかかりつけ医にご相談ください。

### A. 指示

各質問で，あてはまる点数を四角の中に記入してください。
問い:以下の問題について，あなたはどの程度経験されていますか？

**質問1:飲み込みの問題が原因で，体重が減少した**
0＝問題なし
1
2
3
4＝ひどく問題

**質問2:飲み込みの問題が外食に行くための障害になっている**
0＝問題なし
1
2
3
4＝ひどく問題

**質問3:液体を飲み込む時に，余分な努力が必要だ**
0＝問題なし
1
2
3
4＝ひどく問題

**質問4:固形物を飲み込む時に，余分な努力が必要だ**
0＝問題なし
1
2
3
4＝ひどく問題

**質問5:錠剤を飲み込む時に，余分な努力が必要だ**
0＝問題なし
1
2
3
4＝ひどく問題

**質問6:飲み込むことが苦痛だ**
0＝問題なし
1
2
3
4＝ひどく問題

**質問7:食べる喜びが飲み込みによって影響を受けている**
0＝問題なし
1
2
3
4＝ひどく問題

**質問8:飲み込む時に食べ物がのどに引っかかる**
0＝問題なし
1
2
3
4＝ひどく問題

**質問9:食べる時に咳が出る**
0＝問題なし
1
2
3
4＝ひどく問題

**質問10:飲み込むことはストレスが多い**
0＝問題なし
1
2
3
4＝ひどく問題

### B. 採点

上記の点数を足して，合計点数を四角の中に記入してください。　　合計点数（最大40点）

### C. 次にすべきこと

EAT-10の合計点数が3点以上の場合，嚥下の効率や安全性について専門医に相談することをお勧めします。

### ● 反復唾液嚥下テスト

誤嚥性肺炎は高齢者に多い疾患の一つで，実習においてもよく出合うと思います。誤嚥性肺炎の看護においては，嚥下機能評価が必須です。反復唾液嚥下テスト（repetitive saliva swallowing test：RSST）はベッドサイドで行うことができ，学生の皆さんでも安全に実施できる評価方法です。反復唾液嚥下テストでは，対象者の喉頭（のどぼとけ）および舌骨に評価者の指を当て，対象者には唾液を空嚥下してもらいます（図 1）。評価者は 30 秒の間に，対象者が唾液を何回飲み込めるのかを計測していきます。30 秒間に飲み込めた回数が 3 回以上であれば正常，2 回以下の場合には摂食嚥下障害の可能性が高くなります。

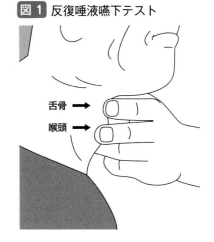

**図 1** 反復唾液嚥下テスト

舌骨 ➡

喉頭 ➡

このほかにも，水や食べ物を使って行う検査もありますが，誤嚥のリスクがあるので，セラピストや実習指導者の実施を見学して評価していきましょう。

## (5) 褥瘡のアセスメントツール

高齢者の皮膚は，弾力性の低下や，圧迫やずれなどに弱く脆弱です。特に入院している高齢者の多くは低栄養状態で，臥床時間が長くなることで褥瘡を発生するリスクがさらに高まります。ここでは，褥瘡をアセスメントする代表的なツールを 2 つ紹介します。

### ● ブレーデンスケール

ブレーデンスケールでは，「知覚の認知」「湿潤」「活動性」「可動性」「栄養状態」「摩擦とずれ」の 6 項目について 1～3 ないし 1～4 点で評価し，合計点で褥瘡発生のリスクを評価します（表 13）。点数は 6～23 点の範囲で，点数が低いほど褥瘡発生のリスクが高くなります。病院におけるカットオフポイントは 14 点以下でハイリスクとなります。

### ● DESIGN-R®2020

DESIGN は褥瘡の重症度を分類するとともに，治癒過程を数量化することを目的に開発された褥瘡状態判定スケールです。DESIGN-R®2020（表 14）は，Depth（深

## 表13 ブレーデンスケール

患者氏名：　　　　　　　　評価者氏名：　　　　　　　　評価年月日：

| | | | | |
|---|---|---|---|---|
| **知覚の認知**<br>圧迫による不快感に対して適切に反応できる能力 | **1. 全く知覚なし**<br>痛みに対する反応（うめく，避ける，つかむ等）なし。この反応は，意識レベルの低下や鎮静による。あるいは，体のおおよそ全体にわたり痛覚の障害がある | **2. 重度の障害あり**<br>痛みにのみ反応する。不快感を伝えるときには，うめくことや身の置き場なく動くことしかできない。あるいは，知覚障害があり，体の1/2以上にわたり痛みや不快感の感じ方が完全ではない | **3. 軽度の障害あり**<br>呼びかけに反応する。しかし，不快感や体位変換のニードを伝えることが，いつもできるとは限らない。あるいは，いくぶん知覚障害があり，四肢の1，2本において痛みや不快感の感じ方が完全ではない部位がある | **4. 障害なし**<br>呼びかけに反応する。知覚欠損はなく，痛みや不快感を訴えることができる | |
| **湿潤**<br>皮膚が湿潤にさらされる程度 | **1. 常に湿っている**<br>皮膚は汗や尿などのために，ほとんどいつも湿っている。患者を移動したり，体位変換するごとに湿気が認められる | **2. たいてい湿っている**<br>皮膚はいつもではないが，しばしば湿っている。各勤務時間中に少なくとも1回は寝衣寝具を交換しなければならない | **3. 時々湿っている**<br>皮膚は時々湿っている。定期的な交換以外に，1日1回程度，寝衣寝具を追加して交換する必要がある | **4. めったに湿っていない**<br>皮膚は通常乾燥している。定期的に寝衣寝具を交換すればよい | |
| **活動性**<br>行動の範囲 | **1. 臥床**<br>寝たきりの状態である | **2. 坐位可能**<br>ほとんど，または全く歩けない。自力で体重を支えられなかったり，椅子や車椅子に座るときは，介助が必要であったりする | **3. 時々歩行可能**<br>介助の有無にかかわらず，日中時々歩くが，非常に短い距離に限られる。各勤務時間中にほとんどの時間を床上で過ごす | **4. 歩行可能**<br>起きている間は少なくとも1日2回は部屋の外を歩く。そして少なくとも2時間に1回は室内を歩く | |
| **可動性**<br>体位を変えたり整えたりできる能力 | **1. 全く体動なし**<br>介助なしでは，体幹または四肢を少しも動かさない | **2. 非常に限られる**<br>時々体幹または四肢を少し動かす。しかし，しばしば自力で動かしたり，または有効な（圧迫を除去するような）体動はしない | **3. やや限られる**<br>少しの動きではあるが，しばしば自力で体幹または四肢を動かす | **4. 自由に体動する**<br>介助なしで頻回にかつ適切な（体位を変えるような）体動をする | |
| **栄養状態**<br>普段の食事摂取状況 | **1. 不良**<br>決して全量摂取しない。めったに出された食事の1/3以上を食べない。蛋白質・乳製品は1日2皿（カップ）分以下の摂取である。水分摂取が不足している。消化態栄養剤（半消化態，経腸栄養剤）の補充はない。あるいは，絶食であったり，透明な流動食（お茶，ジュース等）なら摂取したりする。または，末梢点滴を5日間以上続けている | **2. やや不良**<br>めったに全量摂取しない。普段は出された食事の約1/2しか食べない。蛋白質・乳製品は1日3皿（カップ）分の摂取である。時々消化態栄養剤（半消化態，経腸栄養剤）を摂取することもある。あるいは，流動食や経管栄養を受けているが，その量は1日必要摂取量以下である | **3. 良好**<br>たいていは1日3回以上食事をし，1食につき半分以上は食べる。蛋白質・乳製品を1日4皿（カップ）分摂取する。時々食事を拒否することもあるが，勧めれば通常補食する。あるいは，栄養的におおよそ整った経管栄養や高カロリー輸液を受けている | **4. 非常に良好**<br>毎食おおよそ食べる。通常は蛋白質・乳製品を1日4皿（カップ）分以上摂取する。時々間食（おやつ）を食べる。補食する必要はない | |
| **摩擦とずれ** | **1. 問題あり**<br>移動のためには，中等度から最大限の介助を要する。シーツでこすれず体を動かすことは不可能である。しばしば床上や椅子の上でずり落ち，全面介助で何度も元の位置に戻すことが必要となる。痙攣，拘縮，振戦は持続的に摩擦を引き起こす | **2. 潜在的に問題あり**<br>弱々しく動く。または最小限の介助が必要である。移動時皮膚は，ある程度シーツや椅子，抑制帯，補助具等にこすれている可能性がある。たいがいの時間は，椅子や床上で比較的よい体位を保つことができる | **3. 問題なし**<br>自力で椅子や床上を動き，移動中十分に体を支える筋力を備えている。いつでも，椅子や床上でよい体位を保つことができる | ― | |

© Braden and Bergstrom, 1988

訳：真田弘美（石川県立大学大学院看護学研究科）／大岡みち子（North West Community Hospital.IL.U.S.A.）

| | Total |
|---|---|

## 表14 DESIGN-R®2020 褥瘡経過評価用

| | | | | | カルテ番号（ ）<br>患者氏名（ ） | 月日 | / | / | / | / | / | / |
|---|---|---|---|---|---|---|---|---|---|---|---|---|
| **Depth**<sup></sup> | 深さ 創内の一番深い部分で評価し，改善に伴い創底が浅くなった場合，これと相応の深さとして評価する | | | | | | | | | | | |

Depth*1　深さ　創内の一番深い部分で評価し，改善に伴い創底が浅くなった場合，これと相応の深さとして評価する

| d | 0 | 皮膚損傷・発赤なし | D | 3 | 皮下組織までの損傷 | | | | | | |
|---|---|---|---|---|---|---|---|---|---|---|---|
| | | | | 4 | 皮下組織を超える損傷 | | | | | | |
| | 1 | 持続する発赤 | | 5 | 関節腔，体腔に至る損傷 | | | | | | |
| | | | | DTI | 深部損傷褥瘡（DTI）疑い*2 | | | | | | |
| | 2 | 真皮までの損傷 | | U | 壊死組織で覆われ深さの判定が不能 | | | | | | |

**Exudate 滲出液**

| e | 0 | なし | E | 6 | 多量：1日2回以上のドレッシング交換を要する | | | | | | |
|---|---|---|---|---|---|---|---|---|---|---|---|
| | 1 | 少量：毎日のドレッシング交換を要しない | | | | | | | | | |
| | 3 | 中等量：1日1回のドレッシング交換を要する | | | | | | | | | |

**Size 大きさ 皮膚損傷範囲を測定：[長径（cm）×短径*3（cm）]*4**

| s | 0 | 皮膚損傷なし | S | 15 | 100以上 | | | | | | |
|---|---|---|---|---|---|---|---|---|---|---|---|
| | 3 | 4未満 | | | | | | | | | |
| | 6 | 4以上　　16未満 | | | | | | | | | |
| | 8 | 16以上　　36未満 | | | | | | | | | |
| | 9 | 36以上　　64未満 | | | | | | | | | |
| | 12 | 64以上　　100未満 | | | | | | | | | |

**Inflammation/Infection 炎症/感染**

| i | 0 | 局所の炎症徴候なし | I | 3C*5 | 臨界的定着疑い（創面にぬめりがあり，滲出液が多い。肉芽があれば，浮腫性で脆弱など） | | | | | | |
|---|---|---|---|---|---|---|---|---|---|---|---|
| | 1 | 局所の炎症徴候あり（創周囲の発赤・腫脹・熱感・疼痛） | | 3*5 | 局所の明らかな感染徴候あり（炎症徴候，膿，悪臭など） | | | | | | |
| | | | | 9 | 全身的影響あり（発熱など） | | | | | | |

**Granulation 肉芽組織**

| g | 0 | 創が治癒した場合，創の浅い場合，深部損傷褥瘡（DTI）疑いの場合 | G | 4 | 良性肉芽が創面の10%以上50%未満を占める | | | | | | |
|---|---|---|---|---|---|---|---|---|---|---|---|
| | 1 | 良性肉芽が創面の90%以上を占める | | 5 | 良性肉芽が創面の10%未満を占める | | | | | | |
| | 3 | 良性肉芽が創面の50%以上90%未満を占める | | 6 | 良性肉芽が全く形成されていない | | | | | | |

**Necrotic tissue 壊死組織 混在している場合は全体的に多い病態をもって評価する**

| n | 0 | 壊死組織なし | N | 3 | 柔らかい壊死組織あり | | | | | | |
|---|---|---|---|---|---|---|---|---|---|---|---|
| | | | | 6 | 硬く厚い密着した壊死組織あり | | | | | | |

**Pocket ポケット 毎回同じ体位で，ポケット全周（潰瘍面も含め）[長径（cm）×短径*3（cm）]から潰瘍の大きさを差し引いたもの**

| p | 0 | ポケットなし | P | 6 | 4未満 | | | | | | |
|---|---|---|---|---|---|---|---|---|---|---|---|
| | | | | 9 | 4以上16未満 | | | | | | |
| | | | | 12 | 16以上36未満 | | | | | | |
| | | | | 24 | 36以上 | | | | | | |

部位［仙骨部，坐骨部，大転子部，踵骨部，その他（ ）］ 　　合計*1

*1　深さ（Depth：d/D）の点数は合計には加えない
*2　深部損傷褥瘡（DTI）疑いは，視診・触診，補助データ（発生経緯，血液検査，画像診断等）から判断する
*3　"短径"とは"長径と直交する最大径"である
*4　持続する発赤の場合も皮膚損傷に準じて評価する
*5　「3C」あるいは「3」のいずれかを記載する。いずれの場合も点数は3点とする

©日本褥瘡学会
http://www.jspu.org/jpn/member/pdf/design-r2020.pdf

さ），Exudate（滲出液），Size（大きさ），Inflammation/Infection（炎症/感染），
Granulation（肉芽組織），Necrotic tissue（壊死組織），および末尾の Pocket（ポ
ケット）の7項目を判定し，褥瘡の経過評価を行います。

### （6）転倒のアセスメントツール

　高齢者は筋力低下や認知機能の低下，視聴覚機能の低下から，転倒を起こしやすい状
態にあります。特に入院すると，慣れない環境での生活や点滴・モニターといった装着
物によって思うように活動することができず，さらにリスクが上昇します。そこで，転
倒のハイリスク高齢者を選別するためのスクリーニング評価ツールがさまざまあります。

#### 入院高齢者の転倒予測に関する改訂版アセスメントツール

　入院高齢者の転倒予測に関する改訂版アセスメントツールは，7問で構成されていま
す（表15）。合計点は0~9.5点で，カットオフポイントは4点，点数が高いほどリス
クが高くなります。

#### SRRST

　SRRST（subjective risk rating of specific tasks：要介護高齢者における主観的
転倒リスク評価）は7問で構成されており，転倒の危険が高い行動に対し「はい」（1
点）か「いいえ・非該当」（0点）で評価するものです。合計点（0~7点）が高いほ
どリスクが高くなります（表16）。

### （7）疼痛のアセスメントツール

#### アビー痛みスケール

　アビー痛みスケール（Abbey Pain Scale：APS）の日本語版（APS-J）は，動作
時の疼痛の程度を評価するスケールです（表17）。声をあげる，表情など6項目の行
動を0~3点で評価します。その合計点（0~18点）が，0~2点であれば痛みなし，
3~7点であれば軽度，8~13点であれば中等度，14~18点であれば重度の疼痛とな
り，4段階で評価する形になります。

#### PAINAD

　認知症は進行して重度になると，言語機能が低下し言葉を話す，話を理解する，文字

**表15** 入院高齢者の転倒予測に関する改訂版アセスメントツール

1. この患者さんはここ 1〜2 年くらいの間に転倒したことがありましたか?
   0. いいえ　4. はい（いつごろですか　　　　　　　　　　　　　　　　　　　　　　　　　　）
2. この患者さんの知的活動は以下のどれですか?
   0. 特に問題ない
   1. 問題あり(a. 混乱している。b. 部分的に忘れる。c. 過大評価する。d. その他　　　　　　　　)
3. この患者さんは日常生活に影響を及ぼすような視力障害があると思いますか?
   0. いいえ　0.5. はい（判断のてがかりは　　　　　　　　　　　　　　　　　　　　　　　　）
4. 排泄の介助が必要ですか?
   0. いいえ　1. はい（どんな介助ですか　　　　　　　　　　　　　　　　　　　　　　　　　）
5. この患者さんの移動レベルは以下のどれですか?
   0. 自立またはベッド上安静　0.5. 歩行器や杖などの補助具を使用　1. 車いす
6. 最近 3〜4 日くらい前から患者さんに次のような変化がありましたか?
   （薬がかわる，発熱，部屋替えなど環境が変わる，家族に変化があった，施設での行事，他）
   ＊入院・転病棟・転室時は「はい」になります。
   0. いいえ　1. はい（どんなことですか　　　　　　　　　　　　　　　　　　　　　　　　　）
7. あなたは（直感的に）この患者さんが転倒の危険があると思いますか?
   0. いいえ　1. はい（特に判断した手がかりは　　　　　　　　　　　　　　　　　　　　　　）
   　　　　　　　　　　　　　　　　　　　　　　　　　　　　　　　　　総得点　　　　　　　　

（泉キヨ子他：入院高齢者の転倒予測に関する改訂版アセスメントツールの評価，金沢大学つるま保健学会誌，27 (1)，95-103, 2003.）

**表16** SRRST

評価者：対象者の日常生活活動状況をよく知るケアスタッフ

| 質問 | | （はい＝1 点，いいえ・非該当＝0 点） |
|---|---|---|
| Q1 | 歩行中に転倒の危険を感じるか | |
| Q2 | ベッドやトイレの移乗時に転倒の危険を感じるか | |
| Q3 | トイレを使っているときに転倒の危険を感じるか | |
| Q4 | 屋外または段差の乗り降りのときに転倒の危険を感じるか | |
| Q5 | 徘徊中に転倒の危険を感じるか | |
| Q6 | 自分の能力を超えた行動をして危険を感じることがあるか | |
| Q7 | 情緒的不安定（混乱や焦燥）によって転倒の危険を感じるか | |

• 要介護高齢者を対象に評価する。0〜7 点で，点数が高いほどリスクが高い。
（Suzukawa M, Shimada H, Tamura M et al.：The relationship between the subjective risk rating of specific tasks and falls in frail elderly people, J Phys Sci, 23, 425-429, 2011.）

**表17** 日本版アビー痛みスケール

言葉で表現することができない認知症の方の疼痛測定のために

---

スケールの用い方：入所者を観察しながら問1から6に点数をつける

入所者名：＿＿＿＿＿＿＿＿＿＿＿＿＿＿＿＿＿＿＿＿＿＿＿＿＿＿＿＿＿＿

スケールに記入した観察者とその職種：＿＿＿＿＿＿＿＿＿＿＿＿＿＿＿＿＿

日付：＿＿＿　年　＿＿　月　＿＿　日　　　時間：＿＿＿＿＿＿＿＿＿＿＿＿

最後の疼痛緩和は＿＿＿　年　＿＿　月　＿＿　日　＿＿　時　に＿＿＿＿＿＿＿＿＿＿＿＿＿＿を実施した

問1．声をあげる
　　例：しくしく泣いている，うめき声をあげる，泣きわめいている
　　0：なし　　1：軽度　　2：中程度　　3：重度

問2．表情
　　例：緊張して見える，顔をしかめる，苦悶の表情をしている，おびえて見える
　　0：なし　　1：軽度　　2：中程度　　3：重度

問3．ボディランゲージの変化
　　例：落ち着かずそわそわしている，体をゆらす，体の一部をかばう，体をよける
　　0：なし　　1：軽度　　2：中程度　　3：重度

問4．行動の変化
　　例：混乱状態の増強，食事の拒否，通常の状態からの変化
　　0：なし　　1：軽度　　2：中程度　　3：重度

問5．生理学的変化
　　例：体温，脈拍または血圧が正常な範囲外，発汗，顔面紅潮または蒼白
　　0：なし　　1：軽度　　2：中程度　　3：重度

問6．身体的変化
　　例：皮膚の損傷，圧迫されている局所がある，関節炎．拘縮，傷害の既往
　　0：なし　　1：軽度　　2：中程度　　3：重度

---

問1から6の得点を合計し，記入する　　　　　　　　　　総合疼痛得点

総合疼痛得点にしるしをつける

| 0−2<br>痛みなし | 3−7<br>軽度 | 8−13<br>中程度 | 14以上<br>重度 |
|---|---|---|---|

最後に疼痛のタイプにしるしをつける

| 慢性 | 急性 | 慢性疼痛の<br>急性増悪 |
|---|---|---|

(Takai Y et al. : Abbey Pain Scale : Development and validation of the Japanese version, Geriatrics & Gerontology International, 10 (2), 145-153, 2010.)

を書く，文字を理解するといったことが困難になっていきます。そして重度認知症になると，言葉で話すことが難しくなり発声だけになる人もいます。

　そうした，言葉で疼痛を訴えることが難しくなった認知症の人のために開発されたのが PAINAD（Pain Assessment in Advanced Dementia：重度認知症者の疼痛評価）です（表 18）。PAINAD では呼吸，ネガティブな発声，顔の表情，ボディランゲージ，慰めやすさの 5 項目をそれぞれ 0~2 点，合計 10 点で評価するもので，項目が少ないため，日常のケアの現場で，認知症のある人に苦痛があるかどうかを簡便に評価することができます。

## （8）介護負担度のアセスメントツール

### ● J-ZBI_8

　介護負担感をアセスメントする有名なスケールとして，アメリカのザリット（Zarit SH）が作成した Zarit 介護負担尺度（ZBI）があります。ザリットは介護負担を「親族を介護した結果，介護者の情緒的，身体的健康，社会生活および経済的状態に関して被った苦痛の程度」と定義しました。

**表 18** PAINAD

| | 0 | 1 | 2 |
|---|---|---|---|
| 呼吸<br>（非発声時） | 正常 | 随時の努力呼吸，短期間の過換気 | 雑音が多い努力性呼吸，長期の過換気，チェーンストークス呼吸 |
| ネガティブな発声 | なし | 随時のうめき声，ネガティブで批判的な内容の小声での話 | 繰り返す困らせる大声，大声でうめき苦しむ，泣く |
| 顔の表情 | 微笑んでいる，無表情 | 悲しい，脅えている，不機嫌な顔 | 顔面をゆがめている |
| ボディランゲージ | リラックスしている | 緊張している，苦しむ，行ったり来たりする，そわそわしている | 剛直，握ったこぶし，引き上げた膝，引っ張る，押しのける，殴りかかる |
| 慰めやすさ | 慰める必要はなし | 声かけや接触で気をそらせる，安心する | 慰めたり，気をそらしたり，安心させることができない |

• 10 点満点で，1~3 点：軽度疼痛，4~6 点：中度疼痛，7~10 点：重度疼痛。
(WardenV, Hurley AC, Volicer L：Development and psychometric evaluation of the Pain Assessment in Advanced Dementia (PAINAD) scale, J Am Med Dir Assoc, 4, 9-15, 2003.)

この評価法は日本語版（J-ZBI）が作成され，わが国の医療・介護の現場においても介護負担の評価に使用されています。また，より簡便に介護負担を評価できる短縮版であるJ-ZBI_8（the short version of the Japanese version of the Zarit CaregiverBurden Interview：Zarit介護負担尺度日本語版/短縮版）も作成されています。これは8項目からなり，介護を必要とする状況または事態に対する否定的な感情の程度（personal strain，5項目）と，介護によって介護者の社会生活に支障をきたしている程度（role strain，3項目）という2つの因子で構成され，信頼性，妥当性について確認されています。詳しくは成書などを確認してください。

**参考文献**

・公益社団法人日本看護協会編：認知症ケアガイドブック，照林社，2016.
・鳥羽研二著：高齢者の生活機能の総合的評価，新興医学出版社，2010.
・日本老年医学会編：改訂版 健康長寿診療ハンドブック―実地医家のための老年医学のエッセンス，メジカルビュー社，2019.
・亀井智子，小玉敏江編：高齢者看護学，第3版，中央法規出版，2018.

# ④ 高齢者の全体像をとらえるということ

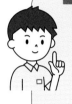

**実習までの学習ポイント**

☑高齢者を全人的にとらえることの大切さを知る

☑高齢者の身体的・精神的・社会的特徴を理解する

☑高齢者の全体像をとらえるツールである CGA と ICF について学ぶ

　看護においては，看護の対象者を全人的にとらえることが重要とされています。全人的とは，人を身体や精神などの一側面からのみ見るのではなく，人格や社会的立場なども含めた総合的な観点から取り扱うさまをいいますが，老年看護では高齢者の特徴から，そのことがより重要とされます。さらに高齢者は，その身体面・精神面・社会面が複雑に影響し合っています。きっと学生の皆さんも実習でそれを体感することになるでしょう。

　ここでは，高齢者の特徴について解説するとともに，高齢者の全体像をとらえるためのツールを紹介します。

## ① 高齢者の特徴

### （1）身体的特徴

　高齢者は加齢に伴って身体の各器官の働きが低下することで，**表 19** のような身体的特徴がみられます。学生の皆さんが老年看護学実習で出会う高齢者は，多くの慢性疾患をもっていることも少なくありません。そのため，常用している薬剤も多く，恒常性を維持する機能，感覚機能の低下のため，症状が非定型でわかりにくく，症状が明確に出現したときには，予備力の低下から重篤になっていることもあります。

　また，入院中にもともともっていた慢性疾患が悪化したり，ADL や認知機能が低下したり，転倒や便秘など老年症候群（**要check➡p49**）によって新たな問題が発生したりと，入院の要因となった疾患が治癒しても，他の理由で退院できなくなることがあ

**表19** 高齢者の身体的特徴とその影響

| 身体的特徴 | 影響 |
|---|---|
| ①予備力の低下 | 疾病の重篤化や ADL 低下につながりやすい |
| ②内部環境の恒常性維持機能の低下 | 外部環境に影響され，体温や血圧などの変動や，発熱や下痢などで脱水を起こしやすい |
| ③複数の病気や症状をもっている | 出現している症状の要因が複数ある |
| ④症状が非定型である | 疾患と出現している症状があわなかったり，病気のはじまりは何となく元気がなかったり，せん妄症状が先に出現することもある |
| ⑤合併症を起こしやすい | 臥床時間が増えて深部静脈血栓症を起こしやすい，食事時の覚醒不良やポジショニング不良により誤嚥を起こしやすい，などがある |
| ⑥感覚機能の低下 | 視力低下から転倒しやすい，味覚が鈍くなり食事量が低下する，点滴が漏れていても気づきにくいなど，がある |

ります。そのため，入院の原因となった疾患についてはもちろんですが，もともともっている慢性疾患や老年症候群，使用している薬剤などについても，一つ一つ丁寧に調べて身体症状を観察していく必要があります。

## (2) 精神的特徴

　高齢者は，加齢によって記憶力や学習力など，いわゆる認知機能が低下しやすいといわれています。こうした機能低下は新しい環境への適応を難しくさせ，リロケーションダメージを受けやすくなります。認知機能は正常な加齢変化の範囲内の場合もありますが，脳の器質的な変化によっては日常生活に支障をきたすほど病的に低下することもあり，この場合を「認知症」といいます。年齢が高くなるほど認知症の割合は増加し，「加齢」そのものが認知症の最大のリスクといわれています。

　その他にも，高齢になると退職などを機に社会的役割を失ったり，親しい友人を失ったりするなど喪失感を感じる出来事が多く，不安感や孤独感も感じやすくなります。こうした感情は意欲低下にもつながりやすく，そこから外出する機会が減って「ひきこもり」となる場合もあります。また，高齢者はその人が人生を歩むなかでの経験や，もとからの性格が大きく影響して価値観が形成され，より個性が先鋭化するといった精神的特徴があります（表20）。

　身体疾患によって入院すると，こうした精神的特徴がさらに影響して，新たな身体的

**表20** 高齢者の精神的特徴とその影響

| 精神的特徴 | 影響 |
|---|---|
| ①認知機能の低下 | 新しい環境に適応しにくく，リロケーションダメージを受けやすい |
| ②性格や経験から培われた価値観など，個性が先鋭化する | 置かれた環境と生活習慣や価値観があわないと，ストレスにつながりやすい |
| ③悲観的・喪失感・孤独感・不安感を抱きやすい | うつやせん妄になりやすい<br>意欲低下となり，食事量やADLの低下につながる<br>深刻化すると，自殺につながる |

な問題につながることもあります。例えば，リロケーションダメージから不眠や食低低下を起こしたり，せん妄やうつ傾向になったりします。よって老年看護学実習では，高齢者の認知機能や性格，価値観が，身体に与える影響も考慮する必要があります。

## （3）社会的特徴

　近年では，定年を迎えた後もさまざまな形で仕事を継続したり，地域でのボランティア活動や趣味を謳歌している高齢者も多くいます。それでも，加齢とともに徐々に社会的には第一線から離れ，後期高齢者ともなると，社会的役割や生きがいを喪失してしまう人も少なくありません。特に入院が必要な疾患にかかると，それを機にADLや認知機能が低下し，それまで行っていた社会活動ができなくなったり，セルフケアが難しくなることもあります。また，近年では核家族化が進んだことで，高齢者のみの世帯や高齢者の独居世帯も多くなっているため，セルフケアが難しくなると自宅での生活が難しくなり，施設等への入所を余儀なくされることもあります。このように高齢者は，健康状態が社会面とも互いに大きく影響し合っています（**表21**）。

## ② 高齢者の全体像をとらえるツール

　これまでにも述べてきたように，高齢者の身体面・精神面・社会面はそれぞれ互いに影響し合っています。ここでは，高齢者の全体像をとらえるツールとしてCGA（高齢者総合機能評価）とICF（国際生活機能分類）を紹介します。

## （1）CGA

　高齢者になると，さまざまな要因で身の回りのことがうまくできなくなることがあり

**表21** 高齢者の社会的特徴とその影響

| 社会的特徴 | 影響 |
|---|---|
| ①社会との交流の機会が減少することによる役割・生きがいの喪失 | 仕事や社会活動など，決まった予定がないことで生活リズムを崩しやすい |
| | 意欲低下から食事量や活動量が低下し健康課題を生じやすい |
| ②年金生活による経済力の低下 | 収入より支出が増え不安が増す |
| | 経済的な問題で十分な医療・介護サービスを受けることができない |
| ③扶養され世話を受ける立場へ | セルフケア力が低下し介護を受ける機会が増えることで，尊厳の低下を招きやすい |
| ④高齢者の二人暮らし，あるいは独居 | 高齢者だけの世帯や独居では，入院により ADL や認知機能が低下すると，元の在宅生活に戻ることが難しくなり，施設入所など人生の転機となることがある |

ます。CGA（Comprehensive Geriatric Assessment：高齢者総合機能評価）は疾患の評価だけでなく，ADL の機能，精神・心理的機能，社会・経済的機能などを総合的に評価する指標です。ここでは，CGA7（高齢者総合機能評価簡易版）を紹介します（表22）。

　CGA7 は，バーセルインデックス，HDS-R，バイタリティインデックス，GDS15から抽出された 7 つの質問で構成されています。項目数が少なく概ね 5 分以内で測定することが可能な反面，内容に偏りがあるという短所はありますが，専門的な知識は必要ないため，医師以外の職種でも活用できます。

## (2) ICF

　ICF（International Classification of Functioning, Disability and Health：国際生活機能分類）は人間の生活機能と障がいに関して，アルファベットと数字を組み合わせた方式で分類するものですが，世界共通の基準としてさまざまな専門分野や異なる立場の人々の共通理解に役立つことから，「"生きることの全体像"を示す"共通言語"」とも表現されています。

　ICF は高齢者に特化したものではありませんが，老年看護において「生活機能」をとらえることは必須です。「生活機能」は ICF の中心的概念でもあるため，ICF を活用することにより，高齢者の全体像をとらえるのに役立てることができます。また，ICF はリハビリテーションや福祉の世界でも広く使用されていることから，多職種間で高齢者

**表22** CGA7

| 評価内容 | 質問 | 正否 | 大まかな解釈 | 次へのステップ |
|---|---|---|---|---|
| ①意欲 | ＜外来患者＞<br>診察時に被験者の挨拶を待つ<br>＜入院患者や施設入所者＞<br>自ら定時に起床するか，もしくはリハビリへの積極性で判断 | ＜外来患者＞<br>自分からすすんで挨拶する＝○<br>上記以外＝×<br>＜入院患者や施設入所者＞<br>自ら定時に起床する，またはリハビリその他の活動に積極的に参加する＝○<br>上記以外＝× | 意欲の低下 | バイタリティインデックス |
| ②認知機能 | 「これから言う言葉を繰り返してください（桜，猫，電車）」<br>「あとでまた聞きますから覚えておいてください」 | 可能＝○<br>不能＝×（できなければ④は省略） | 復唱ができない<br>⇒難聴，失語などがなければ，中等度の認知症が疑われる | MMSE または HDS-R |
| ③手段的ADL | ＜外来患者＞<br>「ここまでどうやって来ましたか？」<br>＜入院患者や施設入所者＞<br>「普段，バスや電車，自家用車を使ってデパートやスーパーマーケットに出かけますか？」 | 自分でバス，電車，自家用車を使って移動できる＝○<br>付き添いが必要＝× | 付き添いが必要<br>⇒虚弱か中等度の認知症が疑われる | IADL 尺度 |
| ④認知機能 | 「先程覚えていただいた言葉を言ってください」 | ヒントなしで全て正解＝○<br>上記以外＝× | 遅延再生（近時記憶）の障がい<br>⇒軽度の認知症が疑われる<br>遅延再生が可能であれば認知症の可能性は低い | MMSE または HDS-R |
| ⑤基本的ADL | 「お風呂は自分ひとりで入って，洗うのに手助けは要りませんか？」 | 自立＝○<br>介助が必要＝× | 入浴，排泄の両者が×<br>⇒要介護状態の可能性が高い | バーセルインデックス |
| ⑥基本的ADL | 「失礼ですが，トイレで失敗してしまうことはありませんか？」 | 失禁なし，もしくは尿器で自立＝○<br>上記以外＝× | 入浴と排泄が自立していれば他の基本的ADLも自立していることが多い | バーセルインデックス |
| ⑦情緒・気分 | 「自分が無力だと思いますか？」 | 無力だと思わない＝○<br>無力だと思う＝× | 無力だと思う<br>⇒うつの傾向がある | GDS15 |

（日本老年医学会編：健康長寿診療ハンドブック，p5-9，メジカルビュー社，2011.，木村琢磨：老年症候群と高齢者総合的評価，日内会誌，107（12），2420-2429, 2018. を参考に作成）

**図2** ICF

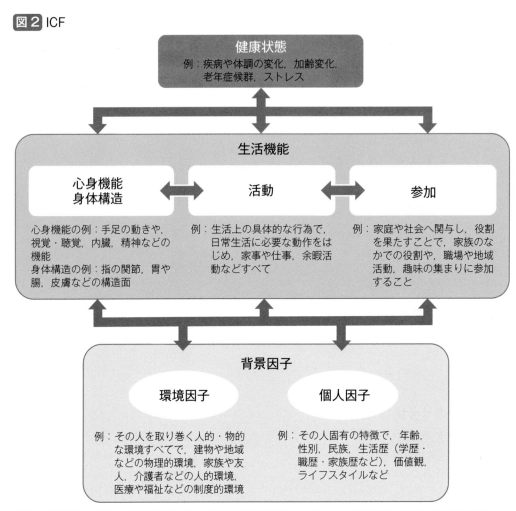

（障害者福祉研究会：ICF　国際生活機能分類－国際障害分類改定版－，p17，中央法規出版，2002.を参考に作成）

を共通理解するうえでも有効です。

　ICFの構成（図2）は，中心となる「生活機能」を「心身機能・身体構造」「活動」「参加」の3つのレベルに分け，互いに影響し合う「健康状態」と背景因子である「個人因子」と「環境因子」からなります。それぞれに対象となる高齢者の情報をあてはめて，どのように関連し合うか考えることで，その人の全体像をとらえることにつながります。

**参考文献**

・鳥羽研二著：高齢者の生活機能の総合的評価，新興医学出版社，2010.
・厚生労働省ホームページ：「国際生活機能分類－国際障害分類改定版－」（日本語版）の厚生労働省ホームページ掲載について（https://www.mhlw.go.jp/houdou/2002/08/h0805-1.html）
・北川公子他：系統看護学講座　専門分野　老年看護学，第9版，医学書院，2018.

# ⑤ 老年看護学実習時に重要な看護技術

## 実習までの学習ポイント

☑ 高齢者を看護するために必要な看護技術について確認する

☑ 高齢者とコミュニケーションをする際の注意点を学ぶ

☑ フィジカルアセスメント，口腔ケア，ポジショニング等の基本をおさえる

　ここでは，老年看護学実習時におさえておきたい看護技術について紹介します。老年看護学実習で対象となる高齢者は，加齢による変化や身体疾患によって ADL が低下している場合が少なくありません。よって，さまざまな場面で生活援助を実施する機会も多くあります。しかし，生活援助の際には，高齢者のできない部分をただ援助すればよいわけではありません。高齢者の ADL の回復には時間がかかります。そのため，日常生活援助の場面においては，残存機能を活かしつつ，生活機能を再獲得できるような支援が求められます。

　また，コミュニケーションはすべての援助の基本ですが，高齢者は認知機能や視聴覚の低下などがあるため，一人ひとりにあわせたコミュニケーションの工夫が必要です。ここでは高齢者とのコミュニケーションについて説明するとともに，実習で実践する機会の多い看護技術について解説していきます。

## ① コミュニケーション技術

### （1）高齢者とのコミュニケーションにおける注意点

　高齢者は加齢により視聴覚に問題を抱えていたり，認知症で言語機能が低下していたりしてコミュニケーションが難しい場合が多くあります。表23 にあるような点に注意してコミュニケーションをとっていきましょう。第 2 部 Q5 も参照してください（要check➡p164）。

**表23** 高齢者とのコミュニケーションにおける注意点

- 高齢者の視界に入って，目線を水平にあわせる
- 声のトーンを低くして，はっきり，ゆっくり，丁寧な言葉で話す
- あいづちを打ったり，「～と思うんですね」など，相手の言葉を繰り返すこと（リフレージング）で傾聴の姿勢を示す
- 高齢者の表情や仕草，身体の緊張などにも気を配る
- 肩や肘などに軽く触れながら（タッチング）話す
- 指導などの知識の提供や複雑な説明が必要な場合は，言葉だけでなく，文字やイラストなど視覚的に補えるものを準備する

## （2）高齢者の「見る」「聞く」「話す」の準備は？

　高齢者はコミュニケーションをとるうえで，老眼鏡や補聴器，義歯などの道具を必要とします。急な入院では，こうした補助具を病院に持ってきていないこともあります。また，持ってきているのにしまったままになっていることもあります。そうした補助具を普段使用しているのかどうか確認して，必要にあわせて準備してコミュニケーションがスムーズにとれるようにしましょう。

## ② 高齢者への挨拶時のアセスメントとフィジカルアセスメント

　ここでは，老年症候群（**要**check➡p49）や高齢者に多い疾患を踏まえて，高齢者への挨拶の場面におけるアセスメント，そして，全身の観察からのフィジカルアセスメントについて解説します。

　フィジカルアセスメントとは，問診・視診・触診・打診・聴診などを用いて患者さんの全身の情報を収集し，アセスメントして必要な看護ケアを判断することです。これは高齢者に限らず，どの年代の患者さんに対しても必要な技術です。ただし，高齢者は老年症候群や多くの慢性疾患を抱えながら日々の生活を送っています。こうした特徴によって，普段から血圧が高いなどバイタルサインが正常範囲を逸脱していたり，慢性的に痛みなどの症状を抱えていることがあります。よって，高齢者の初回のフィジカルアセスメントでは，入院する原因となった疾患に加えて，その人にとっての「普段の状態」を知ることが必要です。

## (1) 挨拶時のアセスメント

　まずは名札を見せながら，普通の声の大きさ，距離で「今日から●●さんを担当させていただきます。●●大学，学生の●●です」と挨拶をしてみましょう。挨拶をしたときの患者さんの表情や行動を観察するようにします（表24）。第2部Q5（要check→p164）もあわせて確認してみてください。

**表24** 挨拶時のアセスメントで気をつける点

- 患者さんに聞こえていないようなら，近づき，声を大きくしてもう一度挨拶してみます。さらに，左右どちらのほうが聞こえやすいか確認します（難聴の有無と程度）
- 名札が見えているか判断に困ったら，「見えますか」「文字が小さいですか」と伝えてさらに確認してみます（視力障害の有無と程度）
- 返答したときの発声の大きさや，声にかすれがあるか確認します（嚥下機能・コミュニケーション機能）
- 学生が担当することを理解していないようであれば，改めて説明しましょう（記憶障害の有無）

## (2) 診察時のフィジカルアセスメント

　高齢者の診察時には，図3のような点をアセスメントする必要があります。

**図3** 高齢者のフィジカルアセスメント

- 姿勢：円背の有無
- 肺音聴取：肺雑音やエア入り
- 胸鎖乳突筋（呼吸補助筋）の発達：COPDがあるかもしれない

- 眼球結膜：貧血の有無
- 口腔：舌苔の有無，乾燥状態，残歯の程度，歯肉の腫脹の有無
- 義歯の有無と管理状況

腹部の聴診・触診
- 便秘：S状結腸のカーブの手前に便がたまりやすい。腹部の左下の部分を触ると，便塊を感じることがある
- 尿閉：尿閉で膀胱に尿がたまっていると，恥骨の上あたりで腹部が膨満していることもある
- 腎盂腎炎：背部の打診で痛みがある

脱水：口腔・腋窩の乾燥，ツルゴールの低下を確認するため，以下を行う
① 高齢者の手の甲を軽くつまむ（手の甲の皮膚が伸びている場合は，鎖骨のあたりで行う）
② つまんだ皮膚の戻りを見る（2秒間）
③ 2秒でも戻らない場合は脱水を疑う

膝関節炎：膝の腫脹や拘縮
転倒リスク：立位・座位動作からバランス・動き
足の観察（外反母趾や爪の状態）：浮腫

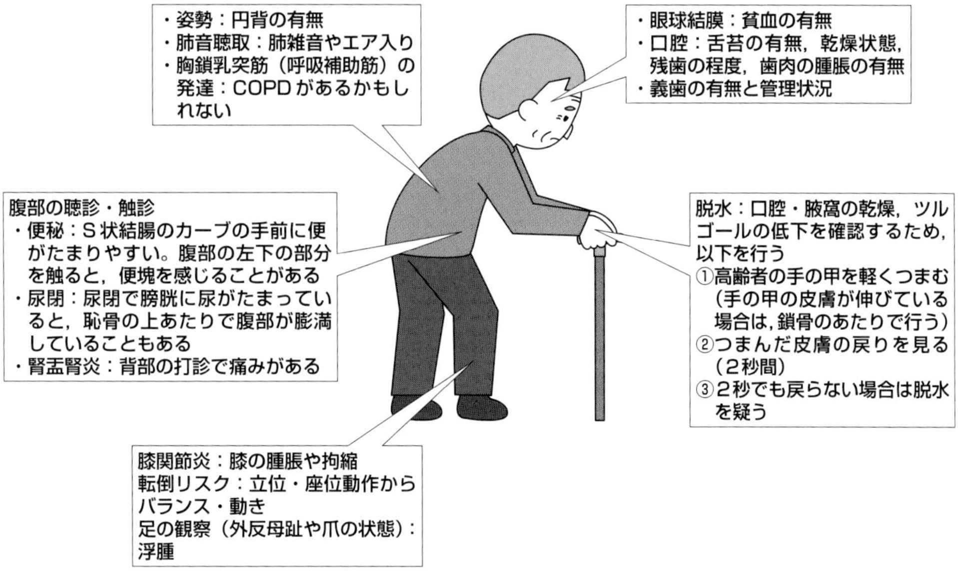

## ③ 口腔ケアと義歯の手入れ

　高齢になると唾液量の減少のため，唾液による自浄作用が低下して口腔内を清潔に保つのが難しくなります。また，高齢者は脳梗塞による運動機能の低下や，認知機能の低下などで，自身で口腔ケアを行うことが難しくなる場合があります。そのような場合には，援助者が口腔ケアを行うことが必要です（図4）。

図4 義歯のある高齢者の口腔ケアの手順

1 体位を整える

2 口内を観察する

3 義歯がある場合は，外して義歯ブラシで洗う

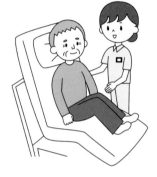
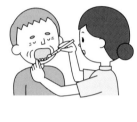
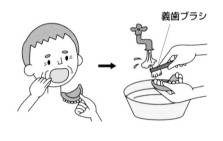
義歯ブラシ

4 水や保湿ジェルを含ませたスポンジブラシ
　で口内全体を湿らせながら汚れを取る
＊必ず前回塗ったジェルを除去する

5 歯磨きをする

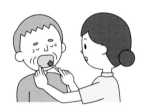
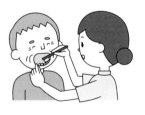

6 うがい，またはスポンジブラシで
　口内の汚れをふき取る

7 最後に保湿ジェルを塗り，保湿ケアをする。
　塗りすぎるとかえって汚れや誤嚥の原因とな
　るので注意する

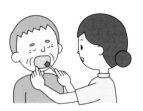
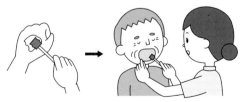

注①残歯があれば歯ブラシを使う
注②義歯の付け外しやブラッシングなど，できることは自身で行ってもらう

　口腔ケアには器質的ケアと機能的ケアの2種類があります。器質的口腔ケアとは，歯磨きや含嗽で食べかすや歯垢を除去し，口腔内を清潔に保つことが目的です。器質的口腔ケアは口の中の細菌の全体数を減らすことができるため，歯周病や誤嚥性肺炎への予防につながります。機能的口腔ケアとは，嚥下機能を鍛えるトレーニングや口のマッサージなどによって，食べたり話したりする口の動きの維持や回復を目的としています。

## ④ ポジショニング

　ポジショニングとは，褥瘡予防や関節拘縮の緩和，摂食・嚥下や呼吸など身体機能の活性化，ストレス軽減などを目的に，体位変換や良肢位保持を行うことです。ポジショニングを行う際には，患者さんの身体状態（浮腫，痩せ，骨突出，麻痺，ねじれ，ゆがみ，筋緊張の有無）を確認し，適切なクッションやポジショニング枕（体圧分散用具）を使用して，なるべく広い面で身体を支え，局所に圧がかからないように実施していきましょう。

## ⑤ 嚥下訓練

　誤嚥を防止するため，嚥下訓練を行うことも大切です。実際に食べる前に，食べるために必要な筋肉を動かしたり，刺激を加えたりして，口腔周辺の運動や感覚機能を促し，摂食による誤嚥のリスクを予防します。嚥下訓練には食べ物を使用せずに行う間接訓練と食べ物を使った直接訓練がありますが，ここでは，高齢者に安全な間接訓練である嚥下体操，口周囲のマッサージ，関節可動域（ROM）訓練を紹介します。

### （1）嚥下体操

　嚥下体操は，嚥下にかかわる首や肩，胸郭，口腔器官の運動を行い，嚥下を行いやすくするための体操です。テキストなどで調べて，対象にあわせた方法を実施するようにしましょう。

### （2）口周囲のマッサージと関節可動域（ROM）訓練

　口周囲のマッサージや関節可動域（ROM）訓練は，拘縮を予防してスムーズに嚥下動作ができるように保つことを目的に行います（図5・6）。また，意識の覚醒や食事の

準備運動，唾液分泌の促進などとしての効果もあります。また，後頸部を温罨することなども，嚥下動作をスムーズにさせるのに効果的です。

図5 口周囲のマッサージの一例

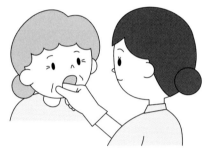

＊口唇，頰，舌などをマッサージする

図6 頸部の ROM 訓練の一例

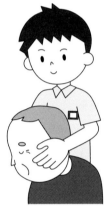

＊ゆっくり，痛みを伴わないよう，頸部を屈曲，伸展，側屈，回旋などする

**参考文献**

・NPO 法人 PON ホームページ（http://www.peg.or.jp/pdn/index.html）
・健康長寿ネットホームページ（https://www.tyojyu.or.jp/net/index.html）
・亀井智子編：根拠と事故防止からみた 老年看護技術，第 3 版，医学書院，2020.
・野原幹司：第 7 回 摂食嚥下障害の臨床 Q&A「認知症のために嚥下訓練ができない！」，ナース専科ホームページ（https://knowledge.nurse-senka.jp/223789/）

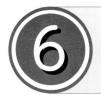

# ⑥ 老年症候群について

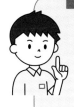

**実習までの学習ポイント**

☑老年症候群の基礎知識についておさえる

☑老年症候群の症状，徴候は多数あるが，そのなかでも代表的で実習中にも
出合いやすいものを確認する

## ① 老年症候群とは

　老年症候群とは，加齢に伴い病気または心や身体の状況の問題が複雑に関連し合うことにより生じる，高齢者に多くみられる症状や徴候の総称です。老年症候群は，それだけで入院や治療の対象になることは少ないですが，日常の生活機能を低下させ，自立を障がいする原因になりやすいことから，QOL を著しく損ないます。そして，それは本人だけでなく，介護者にとっても大きな負担となることがあります。老年症候群の症状や徴候は 50 項目以上存在します（図 7）。近年では新しくサルコペニアやフレイルといった概念も誕生しています。これらは要介護のリスクを高めるため注目されており，老年症候群の 1 つとされています。

## ② 実習時におさえておきたい老年症候群

　老年症候群は高齢者を看ていくうえではどれも大切ですが，ここでは老年看護学実習を行うにあたって，特におさえておいてほしい症候について解説していきます。

### （1）転倒
　転倒は，動作もしくはバランスに支障をきたす身体の状態（薬剤の影響などを含む），環境に伴う障がいなど，いくつかの原因が重なり合って起こります。例えば，視覚に障

## 図7 3つの老年症候群

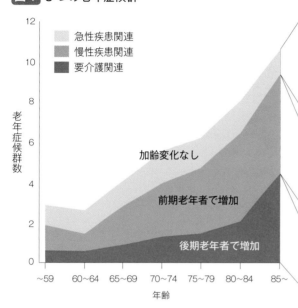

急性疾患関連
慢性疾患関連
要介護関連

加齢変化なし

前期老年者で増加

後期老年者で増加

老年症候群数

年齢

~59　60~64　65~69　70~74　75~79　80~84　85~

めまい，息切れ，腹部腫瘤，胸・腹水，頭痛，意識障害，不眠，転倒，骨折，腹痛，黄疸，リンパ節腫脹，下痢，低体温，肥満，睡眠時呼吸障害，喀血，吐血・下血

認知症，脱水，麻痺，骨関節変形，視力低下，発熱，関節痛，腰痛，喀痰，咳嗽，喘鳴，食欲不振，浮腫，やせ，しびれ，言語障害，悪心・嘔吐，便秘，呼吸困難，体重減少

ADL低下，骨粗鬆症，椎体骨折，嚥下困難，尿失禁，頻尿，せん妄，抑うつ，褥瘡，難聴，貧血，低栄養，出血傾向，胸痛，不整脈

（鳥羽研二：介護施設の問題点，日本老年医学会雑誌，34（12），981-986，1997.）

がいがある人が，電話を取ろうと急いでいたときに延長コードにつまずくといった状況です。特に実習で担当する高齢者は，入院などで体力が低下しているうえに，慣れない環境，点滴など装着物があったりして，そのリスクはより大きくなります。よって，身体面と環境面から転倒予防を考えましょう。

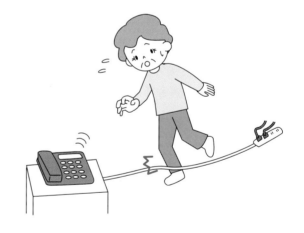

### （2）老人性難聴

　老人性難聴は高音部から聞き取りにくくなるため，「ふ」「す」「さ」などの音からはっきりしない，聞き取りにくくなるといわれています。さらに，聞こえる音域も狭くなるので，小さい声は聞こえず，大きすぎるとうるさく感じるという特徴

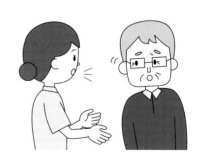

があります。低めの声で、ゆっくり、大きな声で話すようにしましょう。

## （3） 便秘

　高齢者に起こる便秘は、加齢に伴う水分量・食事量や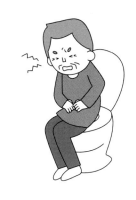
ADL の低下、腹圧などの生理的機能の低下のほかに、ポリー
プなどの器質的なものや薬剤などのさまざまな要因が複数影
響しています。便秘は食欲低下などにつながったり、便が出
ないためにいきむことで血圧が上昇したり、痛みがある場合
は痛みが増強したりします。排便が順調であるか、回数だけ
でなく量や性状を含めて把握し、どのようにかかわるのがよ
いかを考えていきましょう。また、普段から便秘に対する薬
剤を常用している高齢者も多いため、服薬の有無も把握しておきましょう。

## （4） 脱水

　脱水とは、身体の機能を維持するために不可欠な体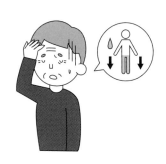
液が不足している状態のことをいいます。身体におけ
る体液の割合は成人では約 60％ですが、高齢者では
約 50～55％に減少するといわれています。さらに高
齢者は、感覚機能の低下によりのどの渇きを感じにく
く、腎機能の低下により体内に必要な水分や電解質を
留める力が低下しています。また、高血圧薬など利尿
作用がある薬剤の服用などが要因となって、脱水を起こしやすい状況にあります。必要
な水分が摂取できているか、しっかり観察していきましょう。

## （5） 低栄養

　高齢者は「消化機能の低下」「噛む力や飲み込む力の衰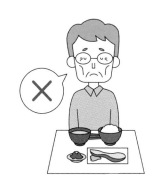
え」「食への興味の薄れ」などから食欲が低下したり、食
事内容が偏りがちです。また、身体を動かす機会が少な
くなって空腹感を感じにくくなり、食事量が減少している場
合も多く、入院前から低栄養状態になっている人が少なく
ありません。低栄養状態は、病気の治癒を遅らせたり、褥

瘡などの新たな問題にもつながりやすくさせます。栄養状態についてもしっかり評価していきましょう。

## (6) 不眠

高齢者は健康であっても睡眠が浅くなり，中途覚醒や早朝覚醒が増加します。入院などにより環境が変化したり，身体疾患により昼間の臥床時間が長くなったりすると，さらに夜間の睡眠がとりにくくなります。不眠は日中の活動にも影響することから，活動と休息（睡眠）のバランスを考えてケアしていきましょう。

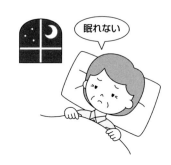

## (7) せん妄

せん妄は，急性で，一時的な脳機能の低下により精神状態が均衡を崩している状態であり，注意障害や見当識障害などの症状がみられます。せん妄は，高齢や認知症などその人が元々もっているリスク（準備因子）に加えて，脱水や感染，電解質の異常，薬剤の影響などのリスク（直接因子），さらに，環境変化に伴う不安や痛みなどの症状等のリスク（促進因子）が相互に影響し合って発症します。まずは，受け持った高齢患者さんにどのようなリスクがあるかを分析しましょう。そして，促進因子には看護が介入できることも多いので，リスクを軽減できるようケアしていきましょう。

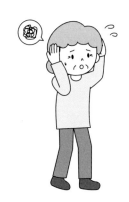

## (8) フレイル

フレイルとは，「加齢に伴う予備能力低下のため，ストレスに対する回復力が低下した状態」を表す"frailty"の日本語訳として日本老年医学会が提唱した用語です。要介護状態に至る前段階として位置づけられますが，身体的な脆弱性のみならず，精神・心理的な脆弱性や社会的な脆弱性などさまざまな問題を含んだ考え方といえます。

フレイルの評価には，フリード（Fried L）らが提唱した

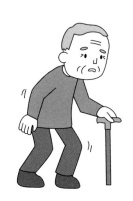

CHS基準があり，日本ではこれをもとに日本人高齢者にあった指標に修正した，改定日本版CHS基準（J-CHS基準）があります（要check➡p25）。J-CHS基準では，5つの項目（体重減少，筋力低下，疲労感，歩行速度，身体活動）の内，3項目以上該当するとフレイル，1または2項目だけ該当する場合にはフレイルの前段階であるプレフレイルとします。フレイルの状態は，転倒・転落や要介護状態，認知症のリスクにもつながるため，栄養改善，運動習慣，社会参加といったフレイル予防を支援していきましょう。

## (9) サルコペニア

　加齢に伴う筋力低下及び筋肉量の減少のことをサルコペニアといいます。サルコペニアになると，起立や歩行などの基本的な動作を行うにも疲労感が出てくるため，転倒や閉じこもりなどにもつながり，介護が必要となる原因にもなります。よって，その人の体力や生活リズムにあわせて運動を促したり，栄養の改善に取り組むことが，その後のQOLの維持に大いに役立ちます。

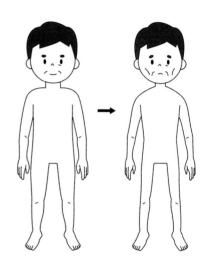

参考文献

・日本老年医学会編：改訂版 健康長寿診療ハンドブック－実地医家のための老年医学のエッセンス，メジカルビュー社，2019.
・荒井秀典編集主幹，長寿医療研究開発費事業（27-23）：要介護高齢者，フレイル高齢者，認知症高齢者に対する栄養療法，運動療法，薬物療法に関するガイドライン作成に向けた調査研究班編：フレイル診療ガイド2018年版，ライフ・サイエンス，2018.

# 第 *1* 部
## 臨地実習で困らないために
## ―老年看護学実習の基本

第 *2* 章

# 老年看護学実習への
# 心構え

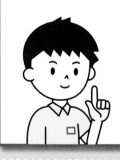

本章では，「いよいよ臨地実習が始まる！」という学生さんに実習への心構えをしていただくためのポイントを説明しています。実習直前にこの章を読み返していただければ，実習での高齢者とのかかわり方の留意点が理解できます。

# ① 老年看護学実習のための 心構えと重要なポイント

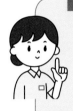

**実習までの学習ポイント**

☑老年看護学実習に臨むにあたって必要な心構えを確認する

☑達成感の高い実習にするためのポイントを理解する

☑実習で高齢者にかかわる際に必要な支援・配慮を確認する

## ① 老年看護学実習のための心構え

　老年看護学実習に臨むにあたっては，まずは第1部第1章1で示した「老年看護学で重要なキーワード」（要check➡p2）について，よく内容を咀嚼して自身で理解をしておく必要があります。これらのキーワードを理解して自分の思考過程のなかに取り入れていくことができれば，老年看護学実習において要点をおさえた看護展開ができるでしょう。

　加えて，高齢者の特徴や心身の変化はもちろんのこと，複合疾患を抱え，症状が非定型であることを前提に，受け持ち高齢患者さんの現在の病態・看護上の課題を推察する思考力が必要です。また，高齢者を支援する家族や周囲の関係者などの社会的な背景・生活環境を把握することの意義を理解して実習に臨むことで，あなたの老年看護学実習は非常に有意義なものとなり，患者さんに最善の看護を展開でき，満足度の高い臨地実習になることでしょう。

　達成感の高い実習にするためにも，次の11のポイントをおさえながら臨地実習に臨んでください。

## ② 老年看護学実習を達成感の高い実習にするためのポイント

### （1）高齢者とのコミュニケーション

　高齢者と良好なコミュニケーションをとるためには，加齢変化や性格特性，認知機能

レベルによって，コミュニケーションの方法を工夫する必要があります。

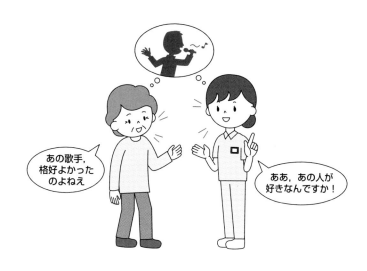

あの歌手，格好よかったのよねえ

ああ，あの人が好きなんですか！

カルテや実習指導者から事前に受け持ち患者さんのコミュニケーション特性に関する情報を得ることはもちろんですが，実際にコミュニケーションをとりながら，早い段階で視力・聴力の障がいの有無や機能低下の状態を把握しましょう。眼鏡や補聴器の使用の有無，家族や他者とのコミュニケーションの様子からも，詳しい状況が理解できるはずです。また，認知機能や生活歴によって，会話に用いる言葉の使い方なども吟味してください。高齢になると，認知症を患っていなくても，質問への受け答えや反応に時間を要するようになります。

また，コミュニケーションには，情報伝達のための「手段的な役割」と，コミュニケーション自体が「人と人との意思・価値観・知識すべてを含めたかかわりであり共通世界の構築，共有・共感」になるといった，2つの側面の役割があります。語り手と聴き手の相互のフィードバックにより，心が通い合う関係性が生まれます。さらに，コミュニケーションによって双方のエンパワメントが高まる効果もあるといわれていますので，特に老年看護学実習ではコミュニケーションのとり方，その良し悪しが成功の鍵となるといっても過言ではありません。

## (2) ライフヒストリーと全体像の把握

その人のこれまでのライフヒストリーを聴取することは，その人らしさを知るために必要不可欠なプロセスです。一人ひとりの過去にさかのぼって時間を共有することで，その人の生きざまや価値観が理解でき，それぞれの個別性を十分に活かす看護計画を考えるための重要な情報を得ることできます。その人の生きることへの意欲を発見し，人生の回顧を聴くことによって，老年期の発達課題である「自己統合と絶望」を乗り越えた「英知」につながるかかわりができる可能性があります（要check➡p2）。また，

受け持ち患者さんと人間的で意味のあるかかわり合いができるようにもなります。

　特に，高齢者の全体像を把握するためには，このライフヒストリーの聴取が重要なポイントになります（要check➡p3）。全体像の把握では，現時点という「点」の側面だけではなく，これまでの生活や時間，場所などの経時的な変化といった，その人が歩んできた人生の「線」を描くような形で情報を得ながら，結果的には「立体的」にその人を包括的に理解する必要があります。

　患者さんを「立体的」に包括的に理解して全体像を把握するとなると，これまでの暮らしやこれまでの健康にかかわる心身の変化や治療歴，生きがいやその人の価値観・信条といったこと，家族や介護を受けている状況などの人間関係，社会的な環境，どのように一日を過ごしているかといった情報を，一つ一つ丁寧に聴きもらすことなく紡いでいくことが必要になります。

　ただし，注意しなければならないことは，誰もが「自分自身のことを語る」ということに慣れているわけではなく，「多くを語らない」ということもその人らしさであるということです。出会って間もない若い看護学生であるあなたから，さまざまな個人的なことを根掘り葉掘り聞かれることに不快感を覚える人もいることを理解しておいてください。

　まずは，なぜ「あなたのことが知りたいのか」ということを軸に置き，純粋に人間的な関心をもっていること，これからの看護につなげていきたいことを前提に，このような質問への抵抗感はないかといったことを観察しながら，全体像の把握を進めていくようにしましょう（表1）。

**表1** ライフヒストリー聴取のための声かけの一例

- 今の生活に対してどのように感じておられますか？
- 生まれたとき，幼少時のことについてお聞かせいただけますか？
- 10代の頃の思い出について教えてください。
- 人生で一番がんばられたことは何ですか？
- もしも昔に戻れるとしたら，何歳頃がよいですか？　その理由は何ですか？
- ご自身の人生を振り返ってどのように思われますか？
- 今，一番楽しいことは何ですか？
- これから先の人生で何をしてみたいと思いますか？　どんなことが願いですか？

## （3）環境調整（リロケーションダメージへの支援）

　加齢に伴って心身の機能が低下する高齢者は，環境の変化に適応することが難しくなります。老年看護学実習を行うにあたっても，この点はおさえておいてほしいと思います。

　人は健康を維持するために，内部・外部環境の変化に対して常に身体の安定性を保とうとする「恒常性機能」を備えています。ストレス要因やウイルスなどへの抵抗を行う免疫力などの「防衛力」，何らかのストレス要因が降りかかったとしても対応できる「予備力」，ストレス要因に対して過度のストレスにならないように順応できる「適応力」，ストレスやウイルスによってダメージを受けたとしても自己で修復・回復する「回復力」といった力が人には備わっていますが，高齢者はこれらの恒常性機能が脆弱になっていることが少なくありません。そのため，少しの環境変化にもストレスを強く感じてしまい，ダメージが大きくなりやすいのです。

　特に，高齢者にとって「入院」や「施設への入所」といった環境の変化は大きなストレスとなります。これを「リロケーションダメージ」といいますが，入院による環境変化によって心身へのダメージを受けると，せん妄や認知機能低下といった状態に陥りやすくなります（要check➡p7）。このようなダメージを受ける高齢者が少なくないことを常に前提にして支援を考える必要があります。環境調整で重視すべき点を以下にまとめます。

### ● 環境のアセスメント

　これまでの生活状況（起床時間や就寝時間，食事時間や食事スタイル等）を確認したうえで，入院後の生活が入院前の生活環境や生活リズムとどのように変化しているのかといったことをアセスメントすることが求められます。他者の手を借りなければ日常生活上の動作ができないような生活動線になってしまっていないかといったことも考えて，環境設定する必要があります。

　ベッドの硬さや柔らかさは適正か，ベッドコントローラーの使用への不安はないか，プライバシーの確保ができているかといった点にも配慮が必要になります。また，これまで使ったことのないナースコールの存在もストレスになる可能性があります。ナースコールの使い方や設置場所についても丁寧に説明し，適切な場所に配置する必要があります。認知症のある高齢者の場合には特に，一つ一つの環境設定がその人のできる力を損なうことにつながるということを考えておかねばなりません。

## ● 安全性の確保

　高齢者の場合は，入院後の環境の変化に伴って「転倒のリスク」が高くなることを理解しておきましょう。多くの病院では入院時に「転倒リスク評価」を行い，さまざまな環境調整を行うことが少なくありません。転倒のリスクは，物的環境（ベッドの配置や手すりの設置，段差や危険物の除去など）の整備によってリスクを下げることが大前提です。特に，認知機能の低下がある場合で入院環境に慣れていない高齢者が「動きたい，動ける」という認識が強い場合は，もしも自分で移動をした場合に転倒してしまったとしてもけがをしないように，クッションや衝撃を和らげるようなものを設置するといったことも考えなければなりません。多職種での話し合いによっては，離床センサー（足を置くとナースコールが自動に鳴る）などの機器の設置も検討しなければならない場合があります。ただし，このようなセンサーを設置する場合には高齢者の尊厳を守る配慮が必要であり，患者さんが不快に感じないように留意することが重要になります。

## ● 見当識を低下させない環境づくり

　高齢者が入院すると，カレンダーや時計がない，ベッドが窓側でないので日の光が入りにくいといった環境変化によって，日内リズムが変動してしまうことが少なくありません。できるだけ外の光が入るようなベッド配置が望ましいですが，難しい場合は時計やカレンダーなどの設置によって，時間や日にちが常にわかるように環境を整える必要があります。時計がない場合などは家族に持参してもらえるようにお願いしましょう。

　認知機能が低下していると，その日の予定などの記憶を保持しておくことが難しい場合が多くあります。そのような場合には，これから自分はどのように過ごせばよいのかといった不安から焦燥感が出たり不安になったりすることがあり，転倒やせん妄発症のリスクを高めてしまうことにもつながります。そのようなことにならないように，一日の予定を記載して目に見える場所に貼っておくといった工夫も効果があります。

　また，患者さんが一日中ベッドで過ごしてしまうことがないように，積極的にコミュニケーションをとり，かかわる時間をもつように心がけることが望ましいです。

## （4）排泄へのかかわり・援助

　高齢者の場合，頻尿や失禁，便秘といった排泄に関する何らかのトラブルを抱えている場合が少なくありません。また，それらのトラブルに対して高齢者自身が羞恥心をもつことが，自尊心を低下させる要因になっています。排泄の状況に関する聴き取りには

十分な配慮とアセスメントが重要になります。

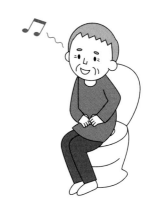

　まずは，排泄にかかわるトラブルや不安事がどの程度あるのかを確認していき，そのうえでどのような対応が可能かを高齢者自身とともに検討していくようにしましょう。

　高齢者の排尿の特徴として，加齢に伴った腎機能低下や夜間の尿生成量増加によって夜間頻尿傾向となることを理解しておくことが必要です。また，神経系統の障がいによる排尿障害のため服薬にてコントロールされている場合も少なくありません。内服が適切に継続できているかといった点も重要なアセスメントのポイントになります。

　排便に関しては，活動低下に伴って腸蠕動も低下することが多く，食事習慣の偏り等や水分不足によっても便秘傾向になる高齢者が少なくありません。

　特に実習では，尿意・便意ともに正常な範囲であるか否かの確認をしながら，できるだけ本人の尊厳を守った形で排泄援助の方法を検討することが大切です。決して安易にオムツの使用やポータブルトイレの設置という提案にならないように留意しましょう。

　また，認知症の人の場合は，膀胱や尿道などの排尿機能に問題はないものの，認知機能や理解力・判断力の低下が原因となって起こる機能性尿失禁状態であることが少なくありません。この場合は，排泄パターンを確認し定期的な排泄誘導を行うなどによって尿失禁を減少させることができる可能性もあります。このように，尿失禁のタイプについてもアセスメントを丁寧に行いましょう。

## （5）活動と休息のバランス調整（生活リズムの調整）

　高齢者の一日の活動量は個人差が大きいですが，一般的に加齢に伴って，筋肉量や持久力の低下，役割機能の喪失などから活動量が低下する傾向にあります。極端に活動量が低下してしまっている状況が続くと，脆弱性が高まりフレイルの状態に陥ってしまいますが，入院して活動量が低下しているからといって，患者さんの意思に反した無理な運動などを強要してしまうことはストレスにつながります。そのため，個々の普段の生活リズムや心身の状況にあわせた活動量の継続ができるだけ可能となるように，一日の生活リズムを整えるよう考える必要があります。

　自宅にいるとき，多くの高齢者は起床し洗面をして朝食を食べ，その後は新聞を読む

など自分なりの一日の過ごし方を確立しています。入院という環境変化によってそれらの一連の生活の流れが滞ってしまうことは，ある面仕方のないことではありますが，だからといってベッドの上で一日過ごしてしまうことがないように，「生活リハビリテーション」という考え方で生活リズムを整えるように看護師として取り組んでいくことが，老年看護においては非常に重要です。そのためにも，まずは入院してきた時点でその人がどの程度の ADL レベルなのか，認知機能レベルなのか，心身の状況評価を丁寧に行う必要があります。

　また，忘れてはならないのが，高齢者は継続した睡眠を保つのが難しくなることが多いので，夜間の睡眠状況と日中の午睡の状況を把握することです。これまでどのような睡眠状況であったのか，午睡はどの程度していたのか，睡眠薬などの服薬をしていたのか，夜間排尿の回数なども含め，睡眠の質を確認しながら日常の活動量と休息のバランスを考えていくことが必要です。特に実習では，日中に午睡する時間が多すぎないかといった視点をもち，治療，食事，排泄，清潔ケア，リハビリテーションといった日中の活動の強度に見合った最善の休息方法や時間とのバランスを保てるようにかかわりましょう。

## (6) 皮膚の脆弱性への配慮

　加齢に伴って表皮は菲薄化する（薄くなる）とともに，皮膚へ栄養を届ける血管も脆弱化するので，少しの外圧がかかるだけでうっ血したり剝離したり，出血して皮膚損傷してしまうことが少なくありません。皮膚のターンオーバーも遅延しがちになるので，一度損傷した創傷の回復も遅延します。

　また，皮膚の水分保持能力が低下して皮脂腺も減少するために，高齢者の皮膚は多くが乾燥していきます。乾燥することによって，皮膚の防衛機能も低下しますので，さまざまな外的刺激にも脆弱な状況になります。また，爪は肥厚しがちで真菌感染なども起こしやすくなるので，爪のケアも重要になります。

　高齢者の看護では入浴時・後に爪や皮膚の観察を丁寧に行います。特に皮膚の乾燥（ドライスキン）がある人には，洗体時に皮脂を落としすぎないように強く摩擦しないこと，入浴後はすぐに保湿剤を塗布して皮膚を保護すること等に留意します。尿失禁など排泄障害のある場合やオムツを使用している場合は，長時間，排泄物が陰部等に付着している状況により皮膚がアルカリ性になっていることが少なくなく，この状況が続くと褥瘡ができやすくなってしまいます。よって，丁寧に汚れを除去し，皮膚が弱酸性を

保てるようにします。

　加えて注意しなければならないのが，脆弱な皮膚への圧迫や摩擦，ズレといった状況をできるだけ避けるようにするという視点です。車いすの移動や血圧測定など，普段であれば何気なく行うケアの過程でも，高齢者の場合は皮膚への圧迫やズレによる皮膚裂傷（スキンテア）*が起こってしまうことが少なくありません。脆弱性の高そうな皮膚だと判断した場合は，できるだけ一部の皮膚を圧迫してしまうことのないよう留意するとともに，事前に包帯などを巻いておくなど皮膚を保護しておくことが必要になります。特に実習では，移乗介助や血圧計のマンシェットを除去する際，清拭などの保清時に過度な圧迫を与えてしまい，スキンテアを発生させてしまうようなインシデントが少なくありません。高齢者の皮膚の脆弱性を特に意識してケアを行ってください。

## (7) 安全の管理への支援

　個人差は大きいですが，高齢者の多くは加齢に伴って心身機能が低下しています。そのため，入院によるさまざまなリスクが考えられます。高齢者になって初めて入院する人もいれば，長期間にわたりさまざまな疾患を抱えながら治療のための入退院を繰り返している人もいます。しかしながら，どちらの場合であっても，入院という体験は高齢者にとっては不安が大きく，予備力も低下しているため，昨日できた・認知できたことが今日は難しいといった状況にも陥りやすく，環境の変化に適応するまでの間は転倒などのリスクが非常に高くなります。特に，認知機能の低下がある高齢者の場合は，感覚機能の低下からさまざまなリスクを抱えることになりますので，安全確保のためにもリスクの評価は非常に重要です。

　安全管理としては，照明の程度や騒音への配慮，ベッド周囲の備品の整理やベッドの高さ・固さ，手すりの設置などの物理的環境を整えることから，入院前の生活習慣を把握してできるだけ安全に継続できるようにすること，階段やエレベーターの利用についての配慮など留意すべきことは多岐にわたります。

　しかし，安全を確保することに焦点を当てて過度に活動を制限してしまうと，高齢者の意欲の低下や廃用症候群といった事象を引き起こしかねないことも留意しなければなりません。

　特に実習では，患者さんのところへ訪室するたびに環境整備を行うといった意識を

---

＊皮膚裂傷（スキンテア）：特に高齢者の四肢に発生する外傷性創傷のことで，摩擦・ずれによって皮膚が裂けて生じる真皮層までの損傷（部分層損傷）を皮膚裂傷（スキンテア）といいます。

もって，患者さんの移動に支障となる物はないか，先ほどと変わったことはないかといったことを常に観察するようにしましょう。ナースコールが患者さんの手の届く範囲に常に置かれているかという点は，特に留意すべき点です。

### （8）家族支援と退院支援

　高齢者の日常生活は，家族等の関係者らによる継続的な支援があって成り立っていることが少なくありません。入院までの日常生活を支えていたのはどのような関係性のある家族であったのか，どの程度の介護力があるのかといったことを評価する必要があります。また，血縁関係がないながらも長い人生のなかで高齢者と家族同様に暮らしてきたという人も多く，患者さんにとって最も心を許し自らの生活を委ねられる関係性の家族等は誰なのかについて確認する必要があります。近年では，家族関係の希薄化や単身で暮らす高齢者も少なくないので，患者さんにとってのキーパーソンは誰なのかを，いち早く確認しておきましょう。

　そのうえで，家族の形態・関係性，介護負担の程度，家族の健康状態，介護や支援への不安感の有無などを確認し，退院後も家族等の関係者が介護や支援を継続できるか否かの判断を早いうちから把握しておくことが大切です。

　高齢者を介護・支援する家族等の状況を把握することは，退院に向けた支援の始まりでもあります。特に近年の在院日数の短縮化と家族関係が変化している状況では，退院支援は患者さんが入院した時点から考えなければなりません。入院前の生活状況，家族背景，介護保険などの社会資源の活用状況についての情報を得て，現在の病態から退院時点での高齢者の ADL を想定し，新たな介護保険サービスや家族支援が必要になるか否かを検討していきましょう。

　特に実習では，実際に患者さんの家族に会える機会はさほど多くないという現状があります。実際に会うことが難しい場合であっても，入院時の情報提供書や，入退院を繰り返している場合は過去のカルテを見返してみることから，家族と患者さんとの関係性や家族の介護力などが推定できます。また，どうしても患者さんの家族のことで確認したい点がある場合などは実習指導者やスタッフに聞いてみたり，退院に向けての指導などを検討している場合は家族に向けたメッセージを考えて，退院指導パンフレットなどを作成するということなどをしてみてもよいでしょう。

## (9) 老いを生きることへの支援

　すべての高齢者にとって，「老いる」という体験は初めてのことです。老年期では，これまでの人生にはないさまざまな変化や問題，危機に直面することになります。それらの危機をうまく乗り越えた先に，自分らしく豊かな人生の最終段階の時間を迎えることができるわけです。学生の皆さんが病院等で出会い，受け持ちをする高齢患者さんは，この過程にある人ばかりです。何より，病院に入院しなければならない状況は「危機」そのものですので，この「危機」を乗り越えてまた平穏な自分の人生の最終段階の暮らしへと戻れるように支援をしていかなければなりません。

　人はこの世に生を受けた以上，必ず「死」を迎えることになります。人が死にゆく過程は，老いの過程でもあり，さまざまな治療やケアを必要とします。また，治療が終了したとしても元のようなADLを維持できているとは限らず，暮らしの場の変更も余儀なくされる可能性があるわけで，「これからどのように暮らしたいか，暮らしていくことができるか」といった高齢者の意思決定支援も必要になってきます。

　このような過程にある高齢者の「老いを生きる」ことへの支援として，これから先どのようなことを望むのか，自分らしく「生き切る」ためにどのような暮らしや支援を希望するのかといったことをともに考えながら，老いていく状況でさまざまな障がいを抱えてはいるけれども，「自分の人生，悪くなかったな」と思えるように支援することが，「老いを生きる」ことへの支援といえます。特に実習では，ライフヒストリーを丁寧に聴取するなかで，「老い」に向き合ってきた患者さんの生きざまを肯定するような働きかけをすることによって，病や老いを抱えて悲観的になっている患者さんの自己肯定感を向上させることができるかもしれません。

## (10) 認知症のある高齢者への理解

　65歳以上の高齢者の5人に1人は認知症というような推計値が発表されているように，高齢者と認知症の課題は切実に結びついています。認知症には原因疾患が100種類以上あるともいわれていますが，加齢が認知症の大きな要因であることは否めません。認知症のある高齢者への看護の詳細は第1部第4章1で紹介していますので，そちらを参照してください（要check➡p112）。

　看護師は，認知機能の程度を客観的に評価したうえで，認知機能レベルに配慮したコミュニケーションの方法を検討しなければなりません。認知症のある高齢者の症状は，大きく分けて二つに整理できます。

まず一つとして，認知症の症状のなかで生活障がいの中心となりうるのが記憶障害・見当識障害といった「認知機能障害」であり，認知症の「中核症状」といわれています。はじめは軽い物忘れにはじまり，重度の状態へと進行していきます。

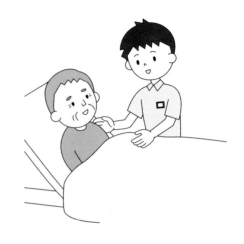

そしてもう一つとして，中核症状に加えて不安感や焦燥感といった心理・身体的な何らかの要因が関連して発症する症状である「行動・心理症状（BPSD）」があります。この行動・心理症状はすべての認知症のある高齢者に見られるものではありませんが，何らかの心身へのストレスが要因となって症状が出てくるものです。これらの症状が見られた場合には，患者さん本人の訴えを丁寧に聴き入れながら周辺の環境へも目を配り，何らかの刺激やストレスになる要因がないかを見極める必要があります。

行動・心理症状の発現は，認知症のある高齢者の心身に異変が起こっている重要なサインでもありますので，思うように状況を伝えられないことを想定して，このような症状が起こっている「理由」は何かを探っていくようにしましょう。特に実習では，コミュニケーションをとる際に，患者さんにとって心地よいと感じる距離感や視線の合わせ方はどのようなものか，身体のどこに触れながら話をするのがよいか，といった点に留意しながらかかわり，患者さんの表情や言動から，その人にとっての「心地よい空間」をつくることが重要です。第1部第4章1の「認知症のある高齢者」を今一度確認して実習に臨んでください（要check➡p112）。

## (11) 高齢者のエンドオブライフケア

エンドオブライフケアは，「診断名，健康状態，年齢にかかわらず，差し迫った死，あるいはいつかは来る死について考える人が，生が終わる時まで最善の生を生きることができるように支援すること」[1]とされており，エンドオブライフケアの対象となるのは，がんの末期状態にある患者さんや認知症の進行により食事が摂れなくなった患者さんなどだけではありません。自分自身の「死」を意識した時点で，その人はエンドオブライフケアを受ける対象者となります。また，それは患者さん本人に限らず，エンドオブライフを認識した患者さんを支える家族もまた，ケアを受ける対象者となります。

　高齢者は人生の最終段階にあるため，ほぼすべての高齢者がエンドオブライフケアを必要とする対象者といっても過言ではありません。高齢者は「死」を身近な出来事として感じていることが少なくないですが，逆に身近だからこそ「考えたくない」こととして思考から遠ざけようとしている人もいます。

　老年看護学実習では，人生の最終段階の看取り期にある高齢者を受け持つこともあるかもしれませんし，看取り期とはいえないけれども，近いうちに来る死に向き合い自身の最善の生を最後まで生きようとする高齢者や家族とかかわることもあるでしょう。「死」ということはどういうことか？　自分自身の死生観にも向き合いながら，人生最後のタイミングに立ち会わせていただくことに感謝をしながら，じっくりと高齢者やその家族とかかわってほしいと思います。

引用文献
1) 長江弘子編：看護実践にいかす　エンド・オブ・ライフケア，第2版，p4，日本看護協会出版会，2018.

# ② 受け持ち患者さんへの挨拶，実習同意書の説明と署名について

**実習までの学習ポイント**

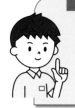

☑受け持ち患者さんへのはじめの挨拶の重要さを知る
☑実習同意書をいただく際の注意点等を確認する

## ① はじめの挨拶はとても重要

高齢患者さんの多くは，学生の皆さんが臨地実習で受け持ちをすることに対して，「自分の胸を貸すつもり」「自分で役に立てるなら」というように，皆さんが素晴らしい看護師になって活躍するのを "手助けしたい" という思いで，受け持ち患者となることを承諾してくれています。

とはいっても，はじめの挨拶や出会いの印象によっては，その前向きな気持ちが変わってしまう場合もあります。「人は見た目が9割」といった言葉がありますが，見た目や視線，会話のトーンなどには十分留意して臨みましょう。

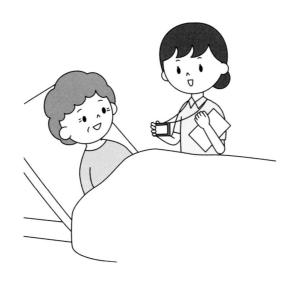

　高齢者の場合は，視力・聴力の機能や認知機能の低下がありますが，その機能は個人差が非常に大きく，年齢によってその機能を判断できるものではありません。初めての挨拶で自己紹介をする際も，目線をあわせて患者さんが心地よく聞こえる程度の声のボリュームや理解力などを確認しながら，自分の名前を伝えるときにも名札の見せ方などを工夫してみてください。とにかく，はじめの出会いがとても肝心ですから，心して準備をしましょう。

## ② 実習同意書の説明と署名の依頼

　実習の受け持ち患者さんとして承諾いただく際には，実習同意書を用いて患者さんに説明して署名をいただくことが必要な場合が多いでしょう。

　多くの場合，学生は教員や実習指導者とともに同意書の内容を説明して，同意を得たうえで患者さん本人の署名をいただくことになると思いますが，認知機能が低下している人や視力が低下している人などの場合は，自署が困難な場合も少なくありません。また，認知機能が低下している人の場合は，実習指導者から家族にも同意を得てもらう必要があります。これらの点に注意しながら，受け持ち患者さんから同意を得るように努めましょう。

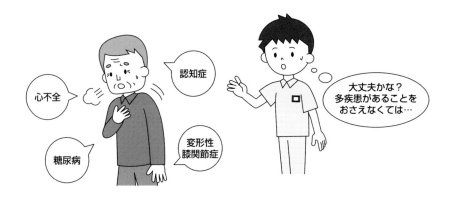

# 第1部
# 臨地実習で困らないために
## ―老年看護学実習の基本

第3章

# さまざまな臨地における
# 老年看護学実習

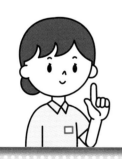

本章では，さまざまな臨地実習の場面を想定して，実習で留意す
べきポイントを実習施設別に説明しています。皆さんが臨地実習
する施設を確認して，活用してください。

# 急性期病院における老年看護学実習

## 実習で理解を深めたいポイント

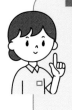

- ☑治療に関する情報を収集・分析する
- ☑現病歴と既往歴，加齢変化の関連性を考え，日々の観察に取り入れる
- ☑せん妄の発症の予防，早期発見・早期対応を行う
- ☑生活する力を維持するケアを実施する
- ☑充実した退院支援を行う

## ① 急性期病院とはどのような役割のある場なのか

　急性期病院は主に，高度急性期機能と急性期機能を担う役割があります。厚生労働省によると，高度急性期機能とは「急性期の患者に対し，状態の早期安定化に向けて，診療密度が特に高い医療を提供する機能」とされています[1]。つまり，救命救急や集中治療室，ハイケアユニット，脳卒中ケアユニットなどの場で行われる集中治療を指します。また，急性期機能は「急性期の患者に対し，状態の早期安定化に向けて，医療を提供する機能」と明記されています[1]。具体的にいうと，手術を受ける人，がん疾患や脳卒中，心筋梗塞などの疾患に罹患した人，全身管理の必要な状態の人にケアを行う場となります。これらの病棟では，必要な治療が短期間・集中的かつ効果的に行われ，1日も早く退院できるよう身体の回復だけでなく，ADL の機能を維持していく支援をします。同時に，自宅や回復期・慢性期機能をもつ病院・病床への退院支援，転院・転棟支援を行う役割があります。

　急性期一般病棟の平均在院日数は，入院基本料において 18 日以内もしくは 21 日以内と決められているため，約 3 週間の間に高度かつ専門的な医療を受け，退院できるように入院時から支援します。2022 年 8 月分の報告[2] では，一般病床の平均在院日数は 16.4 日です。つまり，加齢変化により機能の低下しやすい高齢患者さんの状態を短期間で整えていくため，看護師には疾患に関する専門的知識に加え，鋭い観察力，高

いアセスメント力，対象の患者さんにあわせた看護の実践力が求められる場といえます。

入院患者さんがどの程度看護を必要としているかを測り，看護師の適切な人員配置を実現するために導入された指標に看護必要度（表1）があります。必要度に該当する患者の割合によって，看護師の人員配置は7対1や10対1と差があります。看護必要度の評価項目を知っておくことは，就職したときに戸惑いが少ないだけでなく，病棟のなかでどのような観察や処置が行われている患者さんが多いのか，患者さんの状態のイメージや行われているケアの予測をする一助となります。

## ② 急性期病院の1日の流れ—患者さんの1日と看護師の支援，他職種のかかわり

大腿骨近位部骨折により入院，手術を受けた後の患者さんの起床時から夕食までの流れを例にとり，看護師のかかわりとその他の業務，他職種と連携して行う業務内容の一例を示します（表2）。

この場合，患者さんはリハビリテーションや入浴などの時間以外は，ベッド上で過ごすことが多いのが特徴です。看護師は主に介護職員と協働してケアを行うと同時に，バイタルサインの測定，健康チェック，検査の介助，手術室への申し送り，入院の受け入れ，転院の準備など複数の業務を同時並行で行っています。カルテに記載する必要のあることも多いため，電子カルテに向き合っている時間が長くなることもあります。

看護師の多忙な様子から，実習生が，ケアに一緒に入りたいけれど伝えきれず終わってしまった，報告のタイミングがつかめず戸惑う，ということがあります。実習生が戸惑いを減らし，一緒に実践できるようになるには，朝，実習指導者への行動計画を発表し指導をもらうときがチャンスです。報告のタイミングの確認，ケア計画を明確に伝えることで，実習指導者からも声をかけてもらいやすくなり，実習が効果的に進みます。

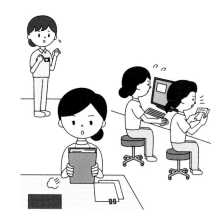

## 表1 看護必要度【一般病棟用】

| A | モニタリング及び処置等 | 0点 | 1点 | 2点 |
|---|---|---|---|---|
| 1 | 創傷処置（①創傷の処置（褥瘡の処置を除く），②褥瘡の処置） | なし | あり | － |
| 2 | 呼吸ケア（喀痰吸引のみの場合を除く） | なし | あり | － |
| 3 | 注射薬剤3種類以上の管理 | なし | あり | － |
| 4 | シリンジポンプの管理 | なし | あり | － |
| 5 | 輸血や血液製剤の管理 | なし | － | あり |
| 6 | 専門的な治療・処置<br>（①抗悪性腫瘍剤の使用（注射剤のみ），<br>　②抗悪性腫瘍剤の内服の管理，<br>　③麻薬の使用（注射剤のみ），<br>　④麻薬の内服，貼付，坐剤の管理，<br>　⑤放射線治療，<br>　⑥免疫抑制剤の管理（注射剤のみ），<br>　⑦昇圧剤の使用（注射剤のみ），<br>　⑧抗不整脈剤の使用（注射剤のみ），<br>　⑨抗血栓塞栓薬の持続点滴の使用，<br>　⑩ドレナージの管理，<br>　⑪無菌治療室での治療） | なし | － | あり |
| 7 | Ⅰ：救急搬送後の入院（5日間）<br>Ⅱ：緊急に入院を必要とする状態（5日間） | なし | － | あり |

| B | 患者の状況等 | 患者の状態 | | | | 介助の実施 | | | 評価 |
|---|---|---|---|---|---|---|---|---|---|
| | | 0点 | 1点 | 2点 | | 0 | 1 | | |
| 8 | 寝返り | できる | 何かにつかまればできる | できない | | － | － | | 点 |
| 9 | 移乗 | 自立 | 一部介助 | 全介助 | | なし | あり | | 点 |
| 10 | 口腔清潔 | 自立 | 要介助 | － | × | なし | あり | = | 点 |
| 11 | 食事摂取 | 自立 | 一部介助 | 全介助 | | なし | あり | | 点 |
| 12 | 衣服の着脱 | 自立 | 一部介助 | 全介助 | | なし | あり | | 点 |
| 13 | 診察・療養上の指示が通じる | はい | いいえ | － | | － | － | | 点 |
| 14 | 危険行動 | ない | － | ある | | － | － | | 点 |

（次ページに続く）

**表1** 看護必要度【一般病棟用】（つづき）

| C | 手術等の医学的状況 | 0点 | 1点 |
|---|---|---|---|
| 15 | 開頭手術（13日間） | なし | あり |
| 16 | 開胸手術（12日間） | なし | あり |
| 17 | 開腹手術（7日間） | なし | あり |
| 18 | 骨の手術（11日間） | なし | あり |
| 19 | 胸腔鏡・腹腔鏡手術（5日間） | なし | あり |
| 20 | 全身麻酔・脊椎麻酔の手術（5日間） | なし | あり |
| 21 | 救命等に係る内科的治療（5日間）<br>（①経皮的血管内治療，<br>②経皮的心筋焼灼術等の治療，<br>③侵襲的な消化器治療） | なし | あり |
| 22 | 別に定める検査（2日間） | なし | あり |
| 23 | 別に定める手術（6日間） | なし | あり |

注）以下のいずれかの条件に該当する患者を「看護必要度を満たす患者」とする
① A項目3点以上，
② A項目2点以上かつB項目3点以上，
③ C項目1点以上

## ③ 急性期病院における看護師の役割

　急性期病院に入院している高齢患者さんとその家族の希望は，病気を治して1日も早く自宅に戻ることです。しかし，集中的な治療中には数日間の安静が必要な期間を過ごすため，筋力の低下や意欲の低下が起こりやすくなります。結果，疾患は治癒しても低下したADLが元の状態に戻らず，退院が難しい状況に陥ることもあります。

　急性期病院における看護師には大きく3つの役割があります。①患者さんが必要な医療を確実に受けることができるように療養上の世話をする，②状態が安定したときに，早期に退院できるようADLを落とさないための生活支援を行う，③患者さんが希望する場所へ退院できるように多職種と連携・調整する，ということです。具体的にどのような役割があるのか，表3を確認してみてください。

## ④ 急性期病院における臨地実習で理解を深めてほしいこと

　在院日数が短い急性期病院における実習では，受け持ちを開始してから5日目に患者さんが退院することもあり得ます。早期（できれば実習開始2～3日中）に患者さん

**表2** 急性期病院の1日の流れ（例）（日中）

| 時間 | 患者さん | 看護師 | 他職種等 |
|---|---|---|---|
| 7：00 | 洗面，排泄 | • 洗面の介助，排泄介助<br>• バイタルサイン測定，経管栄養の注入<br>• 血糖測定 | 介護職員と協働 |
| 8：00 | 朝食 | • 配膳，食事介助，服薬管理，口腔ケア<br>• 記録 | |
| 8：30 | | • 申し送り | 医師への報告 |
| 9：00 | リハビリ<br>テーション<br>入浴 | • ケア（陰部洗浄，清拭，体位変換など），点滴管理，バイタルサイン測定，健康チェック，採血，昼食後の内服薬の準備等<br>• 検査，手術室への移送，転院準備，入院受け入れ，術後患者の観察等<br>• 記録，報告 | 介護職員と協働<br>（環境整備，体重測定，入浴介助，ケアなど）<br>理学療法士（PT）/作業療法士（OT）/言語聴覚士（ST），薬剤師と協働 |
| 12：00 | 排泄<br>昼食 | • 血糖測定，配膳，食事介助，経管栄養の注入，服薬管理，口腔ケア<br>• 記録（11：30～交替で休憩） | ST，管理栄養士，介護職員との協働 |
| 13：30 | | • カンファレンス | 退院調整看護師，医療ソーシャルワーカー，管理栄養士，リハビリテーション専門職，薬剤師などと討議，方向性の決定 |
| | 検査<br>リハビリ<br>テーション | • 転棟先の病棟への申し送り<br>• 検査，手術室への移送，バイタルサイン測定，体位変換，おむつ交換，術後患者の観察，緊急入院の受け入れ等<br>• 記録，申し送り | 介護職員と協働 |
| 17：00 | 入浴 | （日勤終了） | |
| 18：00 | 夕食 | • 食事介助 | |

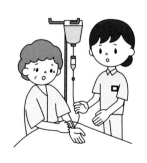

の全体像をとらえ，看護計画を立案して実施しないと，何もできないまま2人目の患者さんを担当することになります。次々と新たな情報が入ってくるため整理が追いつかず，2人目の患者さんでは何かケアは実施できても手ごたえがない状態で実習を終了するという事態に陥ります。

　それを回避するためにも，事前学習の深さが鍵になります。その理由は，事前学習を深めることで，情報収集したい項目が明確になるためです。表4に示したように，具体的な観察点を明確にしておくと，実習初日から自分の目で患者さんの状態を観察でき，早期に全体像をとらえることができます。全体像が早期にとらえられると，計画に個別性が入りやすくなります。それだけでなく，ケアを何度も行えるため，よりその患者さんにあった計画へと修正することが可能になります。当たり前と思われるかもしれませんが，何を観察する必要があるのか，何を情報収集したいのかを具体的にいえるようにしておくことが重要です。

　最後に，実習中に理解を深めてほしいポイントを，5つの視点からまとめます。

**表3** 急性期病院における看護師の具体的な役割

①必要な医療を確実に受けることができるようにするための療養上の世話
- 点滴，ドレナージ，酸素療法，心電図モニターなどの管理及びアセスメント
- 薬物療法の管理
- 創傷管理と処置
- 苦痛の緩和（疼痛，呼吸困難感，発熱，嘔気など）
- せん妄の発症予防と早期発見・早期対応
- クリニカルパスに沿って退院できるよう，異常の早期発見とケアの提供

②ADLを落とさないための生活支援
- 口腔内の清潔，整容，更衣，食事，排泄の面において，患者さんがもっている力を使えるような促し（例：義歯を洗浄してもらう，顔を拭いてもらう，更衣時に腰を上げてもらう，椅子に移って食事をしてもらう，トイレで排泄してもらうなど）
- 動いても安全な環境整備（ルート類の整理，ベッド周囲の環境整備，必要なものが手に入れやすい環境調整，トイレまでの安全な動線の確保など）
- 刺激が少なくなりやすいため，日時がわかるように時計やカレンダーの設置，リアリティーオリエンテーションを会話に取り入れる

③退院に向けた多職種との連携・調整
- ケアを行いながら会話を増やし，話す機能の維持と今後の生活への希望を確認
- 入院時から本人，家族の退院後の希望を確認し，退院調整看護師，医療ソーシャルワーカーなどと情報共有を行う

**表4** 事前学習の内容の差

| 患者さんの事前情報 | 大腿骨転子部骨折のため，骨接合術を〇月△日に受けた。術後3日目から担当 | |
|---|---|---|
| 学生の状況 / 学習内容 | 一般的な学習にとどまるAさん | 知識を使う準備をするBさん |
| 骨粗鬆症について | 加齢によって骨粗鬆症になる | 骨粗鬆症の機序を思い出そう |
| 大腿骨転子部骨折について | 関節包外の骨折だな | 解剖学的にどのような特徴がある部位だったかな？<br>大腿骨頸部骨折との違いは何だろう？<br>骨折の分類があったな<br>X線の画像ってどうだったかな？<br>どのような治療が行われるのかな？<br>クリニカルパスが使われることも多いって授業で聞いたな |
| 合併症について | 創部の感染，深部静脈血栓症，腓骨神経麻痺が予測されるな | 創部感染の観察点は…<br>深部静脈血栓症になったときの症状って…<br>腓骨神経麻痺の観察点は… |

## （1）治療に関する情報の収集と分析

☐ ゴールの確認（どのような状態になったら，退院もしくは転院するのか）をする

☐ 現在行われている治療の内容及び治療の段階（開始直後，治療は終了など）を知る

☐ 治療による状態の変化（変化なし，悪化，改善）を，経過記録と血液データ，画像，心電図などの推移の情報をもとに考える

☐ 治療を継続しづらくしている要因はないか確認する（老眼鏡や補聴器を持参していない，入院の必要性を理解できていない，説明を受けたが忘れてしまうなど）

## （2）現病歴と既往歴，加齢変化の関連性を考え，日々の観察に取り入れる

☐ 現病歴と既往歴の関連性がないか確認し，あれば既往歴に関連した症状も観察を行う（例：開腹手術の術後＋糖尿病の既往→創の治癒状態と日々の血糖の推移，高血糖・低血糖症状の有無）

☐ 加齢変化が現病歴に及ぼす影響をとらえて記述する（例：「90歳→高血圧」は影響を考えたことにはならない）

## （3）せん妄の発症の予防，早期発見・早期対応を行う

☐ せん妄の準備因子，直接因子，誘発因子の3つの視点からアセスメントを経時的に行い変化を見逃さない

□ せん妄を予防するケアを早期から継続的に行う（例：部屋に行くたびに名前を名のる。時間がわかるように，「おはようございます」「こんにちは」「こんばんは」などと毎回伝える）

□ 身体の苦痛を緩和するケアを積極的に行う（例：呼吸困難→体位の工夫。発熱→掛け物調整やクーリング・更衣。脱水（制限のない場合）→水分摂取の促し）

## （4）生活する力を維持するケアの実施

□ 入院前にできていたこと，今もできること，できる機能はあるが行っていないこと，機能訓練室ではできること，できなくなったことを明らかにする

□ 何でも介助するのではなく，できる機能を使いながら無理しすぎない範囲で患者さんに行ってもらう（例：靴は自分で履いてもらう。車いすのフットレストを下げてもらう）

□ 刺激が少なくなりやすく活動の機会が減りやすいため，「話してみようかな」「動いてみようかな」と高齢者が思える提案を行い，活動する時間をつくる

□ 安全確保と生活のしやすさを考慮した環境整備を行い，骨折など二次的被害を予防する

## （5）退院支援の充実

□ 退院に向けての高齢者と家族の希望を確認する

□ 介護保険申請の有無の確認

□ 退院調整看護師が行っている調整内容と退院，転院の時期の確認

□ 自宅退院の場合，自宅の情報収集（今回の入院で低下した機能が生活に及ぼす影響を考えながら，詳細に確認する）を行い，入院中から必要な機能を向上するケアを行う

引用文献
1）厚生労働省医政局地域医療計画課：地域医療構想について，第 1 回医療政策研究会　第 1 回地域医療構想アドバイザー会議資料 1，2019．（https://www.mhlw.go.jp/content/10800000/000516866.pdf）
2）厚生労働省：病院報告（令和 4 年 8 月分概数），2022．（https://www.mhlw.go.jp/toukei/saikin/hw/byouin/m22/dl/2208kekka.pdf）

# ② 回復期リハビリテーション病棟における老年看護学実習

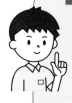

## 実習で理解を深めたいポイント

☑障がいを最小限にできるよう生活のなかで機能を回復させる支援を行う

☑障がい受容に関しての精神的サポートを行う

☑生活に密着したリハビリテーションへの意識をもつ。機能訓練室で獲得した能力を実生活で活かせるように,「できる ADL」から「している ADL」へと支援する

☑食事,排泄,入浴,移動,更衣などすべての生活援助を実生活に結びつけるように援助する

☑安全確保と再発防止への危機管理のために環境整備を行い,退院後も継続できるように援助する

☑在宅復帰に向けた本人,家族への支援を行う(社会資源の活用への援助)

## ① 回復期リハビリテーション病棟とはどのような役割のある場なのか

　回復期リハビリテーション病棟は,脳血管疾患や大腿骨頸部骨折などによる治療を経て急性期を脱した後,いまだ医学的・社会的・心理的なサポートが必要な患者さんに対して,多くの専門職種がチームを組んで集中的なリハビリテーションを実施することで,心身ともに回復した状態で自宅や社会へ戻ってもらうことを目的とした病棟です。回復期リハビリテーション病棟では,疾患別に入院できる期間が定められています(表 5)。

　これらの患者さんに対し,各担当の専門職スタッフが入院後からすぐに寝たきりを予防し在宅生活への復帰を意識したうえで,起きる,食べる,歩く,トイレへ行く,お風呂に入るなどの ADL へ積極的に働きかけて改善を図り,在宅復帰に向けて支援をします。

　回復期リハビリテーション病棟は 2021 年 8 月現在,全国 1,530 の病院内に 2,009

**表5** 回復期リハビリテーション病棟の入院基準

| 回復期リハビリテーションを要する状態 | 入院できる期間 |
|---|---|
| 脳血管疾患，脊髄損傷，頭部外傷，くも膜下出血のシャント手術後，脳腫瘍，脳炎，急性脳症，脊髄炎，多発神経炎，多発性硬化症，腕神経叢損傷等の発症後もしくは手術後の状態または義肢装着訓練を要する状態 | 150日以内（高次脳機能障害を伴った重症脳血管障害，重度の頸髄損傷及び頭部外傷を含む多部位外傷の場合は，180日以内） |
| 大腿骨，骨盤，脊椎，股関節もしくは膝関節の骨折または2肢以上の多発骨折の発症後または手術後の状態 | 90日以内 |
| 外科手術後または肺炎等の治療時の安静により廃用症候群を有しており，手術後または発症後の状態 | 90日以内 |
| 大腿骨，骨盤，脊椎，股関節または膝関節の神経，筋または靱帯損傷後の状態 | 60日以内 |
| 股関節または膝関節の置換術後の状態 | 90日以内 |
| 急性心筋梗塞，狭心症発作，その他急性発症した心大血管疾患または手術後の状態 | 90日以内 |

（厚生労働省資料より作成）

病棟，90,946床が整備されています。病棟は入院中に提供されるリハビリテーション・ケアの体制の違いにより，制度上「入院料1」から「入院料5」まで，5段階に分かれています[1]。

## ② 回復期リハビリテーション病棟の1日の流れ ──患者さんの1日と看護師の支援，他職種のかかわり

脳血管疾患後遺症により入院した患者さんの起床時から夕食までの流れを例にとり，看護師のかかわりとその他の業務，他職種と連携して行う業務内容の一例を示します（表6）。

## ③ 回復期リハビリテーション病棟における看護師の役割

回復期リハビリテーション病棟では，セラピスト（理学療法士（PT）や作業療法士（OT），言語聴覚士（ST））によるリハビリテーションが1日のうち2～3回実施され

表6 回復期リハビリテーション病棟の1日の流れ（例）

| 時間 | 患者さん | 看護師 | 他職種等 |
|---|---|---|---|
| 7：00 | 洗面，排泄 | 洗面介助 | |
| 8：00 | 朝　食 | 朝食介助 | |
| 9：00 | リハビリテーション | バイタルサイン測定，健康チェック | リハビリテーション（PT） |
| | リハビリテーション | | リハビリテーション（ST） |
| 12：00 | 昼　食 | 昼食介助 | |
| | | カンファレンス | カンファレンス |
| 15：00 | リハビリテーション | | リハビリテーション（OT） |
| | 入　浴 | | |
| 18：00 | 夕　食 | 夕食介助 | |

ることが多くあります。患者さんは日常生活のなかにおける「生活リハビリテーション」という位置づけでそれらのリハビリテーションを受け，ADLを高めるようにします（要check➡p88 COLUMN）。患者さんは片麻痺や言語障害，筋力低下などの身体障がいを最小限にするために日々の入院生活を送っているのです。

　看護師は，いかに退院後の日常生活上の障がいを最小限にできるかという視点で療養上の世話を行いつつ暮らしを整えるためのサポートを行う役割があります。

　特に1日に2～3回のリハビリテーションを受ける患者さんの多くは，疲労を感じな

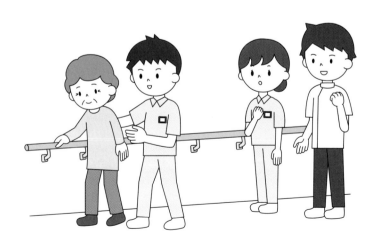

がら入院生活を送っていることも少なくないので，疲労への配慮をしながらも「生活リハビリテーション」の観点で本人のもてる力を最大限にできるような声かけ，環境設定，かかわりをしなければなりません。

## COLUMN

### ●退院前訪問指導とは？

　退院後，自宅に戻る予定の患者さんが円滑に在宅生活を送ることができるように，退院の目途がついた時点で事前に患者さんとともに医療専門職者が自宅を訪問し，家屋内外の段差・配置などの状況把握，住宅改修の提案，自宅での動作指導・生活指導などを行うものです。

　医療専門職は原則として，患者さんの能力にあわせた住宅改修・介助方法・動作方法や，必要な福祉用具（ベッド，車椅子，ポータブルトイレ，入浴用椅子など）についてアドバイスを行います。同時に，ケアマネジャーや在宅スタッフ（ホームヘルパー，訪問看護師など），施工業者も同席し，在宅復帰に向けての連絡調整・申し送りを行います。

　退院前訪問指導料は，指導の対象が患者さんまたはその家族等であるかを問わず，一度の入院につき1回を限度として，指導の実施日にかかわらず退院日に算定するものです。

　受け持ち患者さんにこのような機会がある場合，患者さんの了承が得られたら自宅へうかがう可能性もあります。より退院後の暮らしへの課題が見えるかもしれませんので，機会があれば大切にしてください。

引用文献
1）回復期リハビリテーション病棟協会ホームページ（http://www.rehabili.jp/index.html）

# ③ 地域包括ケア病棟における老年看護学実習

**実習で理解を深めたいポイント**

☑生活リハビリテーションという視点で看護援助を考える

☑退院支援という視点で看護援助を考える

☑在宅療養生活への移行支援を考える思考力とアセスメント力を高める

☑多職種連携の視点・実践力を養う（多職種を巻き込んだコーディネート力を意識する）

☑レスパイトケア（**要**check➡p92）で留意すべき看護の視点を理解する

☑在宅療養や施設への移行など，患者さんの今後の暮らし方に関する意思決定支援に携わることへの理解を深める

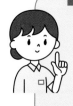

## ① 地域包括ケア病棟とはどのような役割のある場なのか

　地域包括ケア病棟は，「ときどき入院　ほぼ在宅」を理想に，2014年度の診療報酬改定で新設された病棟です。厚生労働省はその役割を，「急性期治療を経過した患者及び在宅において療養を行っている患者等の受け入れ並びに患者の在宅復帰支援等を行う機能を有し，地域包括ケアシステムを支える」と定義しています。現在でも，算定上限は60日，看護体制は13対1で7割以上の看護師が必要とされ，疾患別・がん患者リハビリテーションを含む多くの項目が包括評価となっています。地域包括ケア時代を反映し，リハビリテーション医療については，廃用症候群・認知症モデルに包括算定を適応する画期的な改定といえるものでした[1]。

　このように，地域包括ケア病棟は地域包括ケアシステムの立役者として，「急性期の受け皿」「在宅の受け皿」「在宅移行支援」といった3つの機能を担っているとして評価されてきましたが，2022年度の診療報酬改定においては，自宅等からの入院受け入れが6割以上であることや，自宅等からの緊急入院患者の受け入れが前3か月の間で

30人以上であること，といったことが満たせない場合は報酬が減算されることや，在宅復帰率を72.5%以上にすることが求められる等，算定要件がより厳しくなっています。

　基軸となる在宅復帰支援機能は，院内多職種と地域内多職種が協働して実践することが求められています。院内では，地域包括ケア病棟の包括算定リハビリテーションとして，疾患別・がん患者リハビリテーションやこれらを補完・代替する，補完代替リハビリテーション（Complementary and Alternative Rehabilitation：CARB），栄養サポートチーム（Nutrition Support Team：NST），認知症ケア，ポリファーマシー対策等を包括的に提供します。地域内では，中心となる郡市区医師会や行政等とともに，それぞれさまざまな医療チームが介入することを想定し，介入するチーム間での文化や価値観，考え方の共有を目指して共通の目標を設定できるように，地域全体の社会資源をマネジメントすることが求められます。また，両者をつなぐ入退院支援・調整の場では，患者さん・家族をチーム医療の一員に迎え，EBM（evidence-based medicine：根拠に基づく医療）とともに，ナラティブアプローチ（患者さんの語る物語（narrative：ナラティブ）に着目して支援を進めていく方法）やACP（要check➡p5）も活用して課題解決に取り組むことが，地域包括ケア病棟の重要な役割であると位置づけられています。

　地域包括ケア病棟は「治す医療」と「支える医療」の橋渡しを行う病棟としての役割を担うので，看護師としてはさまざまな病態に関する医療の知識に加え，医療と介護をつなぐための情報収集能力や，関係者の意見を取りまとめるコーディネート力が求められます。

## ② 地域包括ケア病棟の1日の流れ—患者さんの1日と看護師の支援，他職種のかかわり

　ここでは，慢性心不全の患者さんで，急性期病棟での入院治療後に地域包括ケア病棟に転棟してきた患者さんの起床時から夕食までの流れを例にとり，看護師のかかわりとその他の業務，他職種と連携して行う業務内容の一例を示します（表7）。

## ③ 地域包括ケア病棟における看護師の役割

### （1）患者さんが住み慣れた地域・在宅に戻るための看護

　地域包括ケア病棟の最大の目的は，「病状や身体状況が改善したら元の生活に戻す」

**表7** 地域包括ケア病棟の 1 日の流れ（例）

| 時間 | 患者さん | 看護師 | 他職種等 |
|---|---|---|---|
| 7：00 | 洗面, 排泄 | 洗面介助 | |
| 8：00 | 朝 食 | 朝食介助 | |
| 9：00 | 健康チェック | バイタルサイン測定, 健康チェック | |
| | 集団リハビリテーション | | リハビリテーション（作業療法士） |
| 12：00 | 昼 食 | 昼食介助 | |
| | | カンファレンス | カンファレンス |
| 15：00 | 集団レクリエーション | | 介護職員 |
| | 入 浴 | | 介護職員による入浴介助 |
| 18：00 | 夕 食 | 夕食介助 | |

ことです。そのため，対象となる患者さんが「今までどこで，どのように生活していたのか？」を知ることがとても重要です。また，退院するにあたって元の生活レベルでの生活を継続することが可能か否かをアセスメントし，入院したその日から，どのような状態で，どこに退院するかを見越して，ケアとリハビリテーションと環境調整を行うことが求められます。今後新しく獲得することが必要な生活様式については，「どうしたら実施可能か？」という視点で，患者さん・家族・その他専門職者らとともに考え工夫し，日々の療養生活のなかで「生活リハビリテーション」の視点をもって ADL の向上，機能の再獲得を目指す看護を実践することが重要になります（要check➡p88 COL-

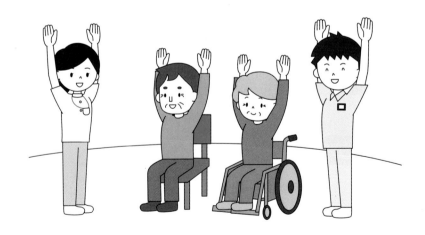

UMN）。

　また，在宅療養生活をするうえで必要な社会資源については，医療ソーシャルワーカーと相談しながら，退院後も継続的な医療提供が必要な場合の訪問診療・訪問看護・訪問リハビリテーション導入の検討を進め，入院中から担当のケアマネジャーと準備を進めていくことが必要です。地域包括ケア病棟に入院可能な日数は 60 日ですが，可能な限り早めに退院調整を行い，元の生活に早く戻れるように支援を考えます。

## （2）患者さんの意思決定支援・エンドオブライフケア

　地域包括ケア病棟に入院している患者さんの病状は，急性期を脱し比較的安定した状況であることが少なくありません。しかし，地域包括ケア病棟には，慢性疾患の急性増悪等の亜急性期から，慢性期，回復期，終末期まで，大変幅が広くさまざまな疾患の患者さんが入院しています。よって，急な変化を察知する正確なフィジカルアセスメントと，基礎的な看護技術を提供することが最優先となります。

　加えて，人生の最終段階にある患者さんも少なくないので，今後の暮らしや生き方，最期をどのように迎えたいと考えているかといった患者さんの思いに寄り添い，療養場所や治療に関するさまざまな意思決定支援を行う役割を担います。

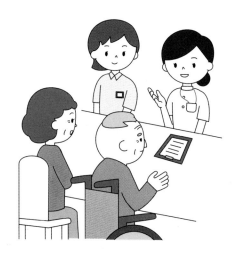

### 引用文献
1）地域包括ケア病棟協会ホームページ（https://chiiki-hp.jp/）

### 参考文献
・厚生労働省ホームページ：令和 4 年度診療報酬改定の概要　入院Ⅱ（回復期・慢性期入院医療）（https://www.mhlw.go.jp/content/12400000/000915590.pdf）

### ●生活リハビリテーションとセラピストによるリハビリテーションの違いは？

　生活リハビリテーションとは，リハビリテーションの専門家であるセラピストが直接的に"筋力アップや柔軟性アップを目指した機能訓練"を実施することとは違い，看護師やその他の専門職が患者さんの一日の生活のなかで"着替えやトイレ，入浴"など，患者さんが日常の生活で行う活動（ADL）を「リハビリテーション」ととらえて，在宅生活であれば実施する必要のあるさまざまなADLを自分の力でできるように支援すること，1日の生活のなかで行う一つ一つの生活動作を見守り，一部介助を行いながら，自立度を高めるために支援することです。日常的に毎日行う活動を，できるだけ自分の力で取り組むことが「生活リハビリテーション」であり，筋力や体力，バランスなど日常生活を営むうえで重要な身体機能が低下しないように維持することを目指して行います。

　患者さんの「できる力」を見出して，より安全に，より自分の力でできることを増やして，在宅での生活へ戻れるように支援するために重要な視点です。

### ●集団リハビリテーションとは？

　地域包括ケア病棟では，セラピストや介護職，看護師等の専門職スタッフと数名の患者さんがフロアに一同に集まって集団でリハビリテーション（機能訓練）を行う機会があります。集団でリハビリテーションを行うメリットとしては，患者さん同士やスタッフとのコミュニケーションの機会をもつことによって，認知機能向上への効果が期待できます。また，社会参加への機会をもつことによって患者さんのもてる力を高めることにつながるといわれています。臨地実習では受け持ち患者さんが集団リハビリテーションに積極的に参加できるように，バイタルサインなどの身体チェックの時間に留意し，一緒に参加の準備を行うなどの支援が大切になります。

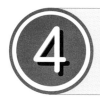

# ④ 介護老人保健施設における老年看護学実習

## 実習で理解を深めたいポイント

☑高齢者の尊厳を守るかかわりや支援について考え，理解する

☑疾患や障がいをもちながら生活する高齢者の，個々の健康レベルに応じた自立に向けた多様な生活支援や在宅復帰のあり方について理解する

☑普段の何気ない様子を細やかに観察し，個々の健康な状態を把握することで，予防的な視点での心身の健康維持・促進につなげる看護を学ぶ

☑高齢者だけでなく，その家族（介護者）も含めて支援の対象であることを理解し，家族の介護力も含めアセスメントし，在宅復帰に向けた支援について考える

☑高齢者宅の家屋状況や地域の環境にも関心を寄せ，多職種と情報共有を行いながら，必要な社会資源や支援機器の導入など，在宅復帰に向けた具体的な支援について考える

☑多職種との連携・協働における看護の役割と機能について理解する

☑高齢者間の関係性や交流を通して，高齢者の社会参加の意義について考える

## ① 介護老人保健施設とはどのような役割のある場なのか

　介護老人保健施設は，要介護者であって，主としてその心身の機能の維持回復を図り，居宅における生活を営むことができるようにするための支援が必要である者（要介護者）に対し，施設サービス計画に基づいて，看護，医学的管理の下における介護及び機能訓練その他必要な医療並びに日常生活上の世話を行うことを目的とする施設（介護保険法第8条第28項）であり，病院での治療を終え在宅復帰を目指す高齢者に対し，医療やリハビリテーションを施す中間施設としての役割と，在宅生活を送る高齢者の心

身の機能維持や高齢者を支える家族（介護者）の支援を目的とした在宅生活支援の役割を担っています。加えて，利用者さんの生活の場として，明るく家庭的な雰囲気をもって地域や家庭との結びつきを大切にした運営が求められています。それらの役割を果たすべく，施設設備や人員に関する基準が定められていますので，大まかに紹介しておきます（表8・9）。

また，介護老人保健施設の主な役割は次のようになります。

**表8** 施設及び設備に関する基準

| 施設 | 設備 |
| --- | --- |
| 療養室（入所者の部屋） | 定員は4人以下，1人当たりの床面積は8 $m^2$ 以上とする<br>ナースコールを設ける |
| 診察室 | 医師が診療を行うことのできる環境とする |
| 機能訓練室 | 1 $m^2$ に入所定員数を乗じて得た面積以上を有し必要な器械・器具を備える |
| 談話室 | 入所者同士や入所者と家族が談話を楽しめる広さとする |
| 食堂 | 2 $m^2$ に入所定員数を乗じて得た面積以上とする |
| 浴室 | 介助が必要な者に適した特別浴槽や設備を設ける |
| レクリエーションルーム | レクリエーションが実施可能な広さとする |

**表9** 人員に関する基準（入所者100名に対する）

| 従業者 | 規定 |
| --- | --- |
| 医師 | 常勤1名 |
| 看護師または准看護師 | 9名（看護・介護職員の全体の2/7程度） |
| 介護職員 | 25名（看護・介護職員の全体の5/7程度） |
| セラピスト | 1名以上（理学療法士，作業療法士または言語聴覚士） |
| 支援相談員 | 1名以上 |
| 介護支援専門員 | 1名以上 |
| 薬剤師 | 適当数 |
| 栄養士または管理栄養士 | 1名以上 |

## （1）包括的ケアサービス

　利用者さんとその家族の希望する在宅生活への復帰・維持に向けた具体的な目標と施設サービス計画を立案し，必要な医療，リハビリテーション，生活介護を行います。単に心身機能の回復や維持を目的とするのではなく，住み慣れた地域でその人らしく生活を営むことができるように，家族内での役割や地域との交流，社会参加のあり方も踏まえた包括的な支援を担うことを目的としています。そのため，医師・看護師・介護職員・セラピスト（理学療法士，作業療法士または言語聴覚士）・支援相談員，介護支援専門員（ケアマネジャー），薬剤師，栄養士または管理栄養士，調理職員，事務職員といった多職種が連携・協働しています。

## （2）リハビリテーション施設

　理学療法士，作業療法士または言語聴覚士といったセラピストが常駐し，浴室，トイレ，階段，台所といった，自宅にある設備を再現して動作訓練を行える機能訓練室が備わっています。安全かつ個々の能力に応じた自立を目標に，食べる，座る・立つ・歩く，トイレ動作，更衣といった日常生活の基本動作（BADL）の機能回復訓練や，必要な支援機器等の提案と操作訓練を行います。また，買い物，調理，金銭管理といった手段的日常生活動作（IADL）の回復や維持に向けた認知機能訓練も行います。看護師や介護職員も，セラピストからの情報に基づき，利用者さんの「できること」「していること」に着目した生活介護の工夫を行い，自立生活に向けた支援を行います。その他，集団レクリエーションといった余暇活動を通して入所者同士の交流を図り，社会参加の機能も果たしています。

## （3）在宅復帰施設

　在宅復帰や在宅生活の支援を目的とした施設なので，終身型の入所施設とは異なり，原則3〜6か月の利用期間が設けられています。本人や家族にはそのことをきちんと理解のうえ利用してもらう必要があります。目標達成に向けて，利用者さんの生活の様子やケア内容を記録して情報共有しながら，多職種参加の定期的なカンファレンスを開き，ケアの評価，利用者さんの状況を踏まえた目標や計画内容の見直しを行います。また，施設スタッフだけでなく，利用者さんの在宅生活を支援する地域の関係者と連絡をとり，カンファレンスや会議を行い，在宅生活に向けた社会資源の利用の準備や環境調整を行います。

## （4）在宅生活支援施設

　介護老人保健施設を退所した後，地域で生活している利用者さんとその家族に対し継続した支援を行います。施設を通いで利用できる通所リハビリテーション（デイケア）では，自宅で安全な生活を継続できるように，セラピストによるリハビリテーションや，自宅での入浴が困難な場合の入浴サービスの提供，心身の健康維持・増進を目的としたレクリエーションや余暇活動の提供を行っています。家族への遠慮や生活行動のペースの違い等から，自宅では自分自身でやりたくてもできないことも自分のペースですることができたり，同世代との交流が励みになったりと，地域での居場所づくりや社会交流の場となっています。通いが難しかったり，集団の場が苦手な利用者さんに対しては，訪問リハビリテーションを行っている施設もあります。体調不良や持病の悪化等による心身機能の低下が起きた場合には，機能回復を目的に短期入所生活介護（ショートステイ）を利用し，集中的なリハビリテーションを受けることが可能です。

　また，利用者さんの住宅改修や，夏季の脱水症・熱中症の予防目的といった住居環境の調整のための短期入所，家族（介護者）の心身の疲労回復を目的としたレスパイトケア*での短期入所の利用も可能です。その他，家族（介護者）支援として，認知症への対応や介護に関連した相談，食事・排泄・移動介助の技術指導，介護食やポータブルトイレといった介護機器の紹介等，介護負担の軽減に向けた具体的な支援を行っています。最近では，利用者さんと家族が，最期の時期を病院で迎えるのではなく，安心して穏やかに過ごすことのできる場として日頃より通所や入所で利用している介護老人保健施設を希望するケースも増えてきており，看取りの対応を行っている施設もあります。

## （5）地域に根差した施設

　地域の社会資源の一部として介護老人保健施設は存在しており，誰もが住み慣れた場所で安心してその人らしく生活を送ることができるような地域づくりを住民とともに進める役割も担っています。地域住民に向けて，利用者さんの生活介助やレクリエーションの企画運営に携わるボランティア員を募ったり，住民参加型の季節行事を定期開催するなど，利用者さんと地域住民との交流を通した相互理解を促進するための活動も行われています。身近な相談施設として，利用者さんとその家族（介護者）が地域で孤立す

---

＊レスパイトケア：レスパイト（respite）とは，「息抜き」「休息」「小休止」といった意味をもちます。高齢者などを在宅で介護をする家族等が介護から一時的に解放されるよう休息支援することをレスパイトケアといいます。

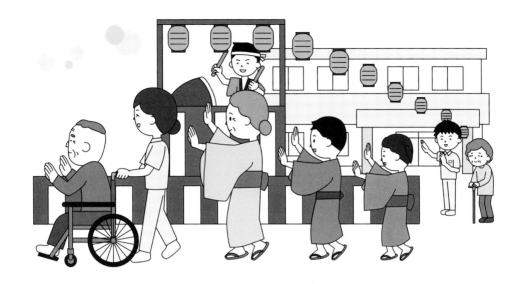

ることなく生活できるように取り組んでいます。

## ② 介護老人保健施設の1日の流れ─利用者さんの1日と看護師の支援，他職種のかかわり

ここでは，介護老人保健施設に入所中の利用者さんの起床時から消灯時までの流れを例にとり，看護師や他職種のかかわりなどの一例を示します（表10）。

## ③ 介護老人保健施設における看護師の役割

### （1）利用者さんの健康維持と持病の再発・進行防止

高齢者の多くが体調変化の自覚症状に乏しく，重症化してから気づくといったことが起こりがちです。心不全や呼吸器疾患，腎疾患といった慢性疾患を有する高齢者も多いので，普段の排泄・食事摂取状況，移動動作，認知機能の程度，活気や言動にみられる精神状態といった全般的な生活行動を，介護職員とともに把握し，ちょっとした様子の違いに気づき，早期に対応することが求められます。施設では採血やX線検査を行う医療設備がないため，バイタルサインを測定し，利用者さんの様子を丁寧に観察し，日々の身体状況に応じて入浴・リハビリテーション・レクリエーションへの参加などの

**表10** 介護老人保健施設の1日の流れ（例）

| 時間 | 利用者さん | 看護師・他職種等 |
|---|---|---|
| 6：30 | 起床<br>更衣，洗面，排泄 | 更衣・車いす移乗・洗面介助<br>トイレ誘導・排泄介助，食事準備 |
| 7：30 | 朝食（食堂），口腔ケア | 食事・配薬・口腔ケア介助<br>排泄介助 |
| 9：00 | | 申し送り，1日のスケジュール確認<br>診察準備，配薬準備 |
| 9：30 | 入浴<br>個別リハビリテーション（機能訓練室 or フロア内）<br>自由時間 | バイタルサイン測定<br>入浴介助，環境整備，シーツ交換<br>褥瘡処置，医師の診察介助<br>利用者記録 |
| 11：00 | 集団リハビリテーション<br>（ラジオ体操，口腔体操など） | |
| 12：00 | 昼食（食堂），口腔ケア | 食事・配薬・口腔ケア介助<br>排泄介助 |
| 13：00 | 入浴<br>個別リハビリテーション（機能訓練室 or フロア内） | カンファレンス（ミーティング） |
| 15：00 | おやつ<br>集団レクリエーション（創作・音楽・運動・ゲームなど） | 活動・参加の支援 |
| 16：00 | 自由時間 | フロアミーティング<br>夜勤帯の職員へ申し送り |
| 17：00 | | トイレ誘導・排泄介助，食事準備 |
| 18：00 | 夕食（食堂），口腔ケア | 食事・配薬・口腔ケア介助<br>排泄介助 |
| 19：00 | | 就寝介助<br>（更衣，ポータブルトイレ設置等） |
| 21：00 | 消灯 | 巡回，排泄介助<br>利用者記録<br>レクリエーション企画・準備 |

活動量の調整を行うなど，予防的な対応で利用者さんの健康管理を行います。

## （2）医師の診察介助及び緊急時の病院受診の付き添い

　施設規模にもよりますが，1施設につき医師は1名が常駐しています。看護師はス

タッフと常にコミュニケーションを図り，利用者さんの状態を把握し，医師に連絡・報告・相談を行います。また，病院への診察が必要と判断された場合には，かかりつけ医に連絡し，施設の送迎者や介護タクシー，緊急性が高い場合には救急車の手配を迅速に行います。

## (3) 服薬管理

　認知症や身体能力の低下のため，自身で服薬管理のできない利用者さんの持参薬を預かり，服薬管理を行います。糖尿病によるインスリン注射も，自分で行うのが困難な利用者さんには代わって実施します。その他，軟膏や湿布といった塗布・貼付剤の処置も行います。また，施設で規則正しい生活を送ることで，血糖値や血圧の数値が安定することも多く，服薬量の見直しが必要になった場合は，施設医師に調整の相談を行います。

## (4) 医療的ケアの実施

　施設で対応可能な医療行為の全般を，看護師が施設医師の指示のもとで行っています。

### ● 胃ろうの管理

　嚥下機能の低下等により経口摂取が困難となり胃ろうを造設している利用者さんに対して，注入食の準備や造設部の皮膚のケアを行います。注入食は個々に応じて必要エネルギー量が違ったり，液体状，ミキサー食，半固形栄養剤といった形状が異なるものが存在します。注入方法もイルリガートルを用いて滴下速度を調整する形式，カテーテルチップを用いて注入する形式，加圧バッグを用いた形式があるので，それぞれの手技，留意点を熟知しておく必要があります。

### ● 褥瘡処置

　病院や在宅生活において発生した褥瘡の処置を引き続き施設で行う場合は，治癒と悪化予防に向けた寝具の選択や，介護職員への体位変換や移乗動作の介助指導を行います。

### ● 在宅酸素療法の管理，吸引療法の実施

　在宅酸素療法を受けている利用者さんの酸素ボンベや酸素吸入の管理を行います。痰が多く自己喀出が困難な場合には，携帯吸引器で吸引処置を行います。また，理学療法士と連携し，呼吸器リハビリテーションや体位ドレナージを実施します。

### ● 膀胱留置カテーテルの管理

　排尿機能の低下や前立腺肥大による排尿困難，認知機能の低下による尿失禁などのために，持続的導尿（膀胱留置カテーテル）をしている利用者さんもいます。尿路感染症の予防として，定期的にカテーテルや蓄尿バッグの交換を行ったり，抜去に向けた排尿訓練を実施します。

### ● 排泄管理

　膀胱留置カテーテルの管理以外に，一時的に排尿困難な状態に陥った利用者さんに対する一時的導尿の実施や，便秘に対する摘便や浣腸といった処置を行います。その他，人工肛門や人工膀胱の管理も行います。

## (5) 家族への服薬管理や生活介護の指導

　利用者さんは，施設退所後に介護保険の介護サービスを取り入れながらも，自立度によっては，食事介助や介護食の準備，服薬管理，オムツ交換やトイレ動作介助，車いすへの移乗・移動介助，更衣介助，服薬管理など，家族（介護者）による介護協力が必要

となります。家族（介護者）の心身の健康状態，これまでの介護経験の有無といった家族の介護力を事前に確認し，新たな技術修得，あるいは，これまでの手技の見直しの必要がある場合は，施設内で看護師やセラピスト，管理栄養士が実践指導を行います。

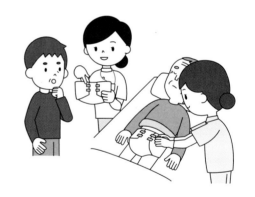

## (6) 医師・介護職員・セラピスト・管理栄養士・ケアマネジャー・支援相談員との連携

　利用者さん一人ひとりのQOLの向上と目標の実現に向けて，多職種がそれぞれの専門性を活かし利用者さんに働きかけることが大切です。多職種が利用者さんの目標や生活課題を共有しておかなければ，目標達成にはつながりません。看護師は，保健・医療・福祉に関する知識だけでなく，他職種のそれぞれの役割を理解し，それぞれの職種が互いに協力し働くことができるようにつなぐ役割を担っています。円滑に互いに相談し合える関係構築のため，交渉力・調整力などのコミュニケーション技術により組織を

る力が必要です。

---

COLUMN

### ●「できている」「している」部分に着目する

　介護老人保健施設は利用者さんの住まいの場でもあり，住まいの主たる利用者さんが，自身の能力を発揮し自立した生活ができるように，個々のペースを大切にしています。利用者さんのもてる力を信じ「待つ」「見守る」援助によって，自尊心の回復，自立への動機づけにもつながります。そうした「待つ」「見守る」援助は，一見，何もしていないような印象を受け，学生としては何をすればよいのかと戸惑うかもしれません。また，「できていない」部分にばかり視点を向けて観察していると，利用者さんのほんの些細な「できる」「している」能力に気づくことができずに，過度に介助をしてしまいがちになります。高齢者にとっての自立とは何か，生活行動の一つ一つを最後まで自力で完遂することが自立とは限らないことを，実習を通して理解を進め，利用者さんの動きや言動を丁寧に観察し，「できている」「している」部分に着目することで，利用者さんのもてる力を信じることができるようになります。そして，自ずと「待つ」「身守る」援助の重要性にも気づくことができ，介護スタッフや看護師の役割の見方も変わってきます。

### ●人間関係をはじめとした生活環境の調整

　介護老人保健施設は多くの利用者さんが共同生活をする場なので，利用者間でのトラブルもあり，入所間もない時期は不安や不満を抱えている人が少なくありません。施設生活に馴染めず孤立していたり，帰宅願望が強く離棟しようとする利用者さんも存在します。安心し落ち着いて生活できるように，自宅での馴染みのある装飾や生活用品を持参してもらい，居室を自宅に近い環境に調整したり，利用者さん一人ひとりの性格や個性にも着目し，誰と交流をもちやすいかといったことも気にかけ，利用者さん同士の関係構築に向けて調整することも大事な支援となります。

　また，食堂やレクリエーションを行う共同スペースは，介助が必要な場面にすぐに対応できるように，個人を観ながら全体を見渡せる開放的な環境となっており，利用者さん一人ひとりの生活上の安全を見守れる構造になっています。その他，畳のエリアやソファが設置されていたり，廊下は移動中に休憩できるように所々に椅子やミニソファを設置し，自身のペースで過ごしたい場所で自由に安全に過ごせるように工夫がなされています。

**参考文献**

・市村久美子，島内憲夫編：新体系看護学全書 別巻 ヘルスプロモーション，メヂカルフレンド社，2018.
・ケアマネジャー編集部編：ケアマネ・相談援助職必携 プロとして知っておきたい！介護保険のしくみと使い方，中央法規出版，2019.
・厚生労働省第144回社会保障審議会介護給付費分科会資料 参考資料2 介護老人保健施設（https://www.mhlw.go.jp/stf/shingi2/0000174015.html）
・水野耕作：実例でわかる介護老人保健施設利用者の手引き，法研，2017.
・日本看護協会編：介護施設の看護実践ガイド，第2版，医学書院，2018.
・大河内二郎：これからの介護老人保健施設に期待される役割，日本老年医学会雑誌，58（4），533-539，2021.
・全国老人保健施設協会：期待される老健の役割〜多職種協働で利用者の在宅支援を〜（https://www.roken.or.jp/wp/wp-content/uploads/2018/12/roken_senmon_A4_safe.pdf）
・厚生労働省第194回社会保障審議会介護給付費分科会（web会議）資料［資料3］介護老人保健施設（https://www.mhlw.go.jp/content/12300000/000698290.pdf）

# ⑤ 介護老人福祉施設における老年看護学実習

## 実習で理解を深めたいポイント

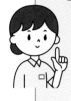

☑重度認知症高齢者への看護について理解する

☑疥癬やインフルエンザ，ノロウイルスなどの感染症発生予防・感染拡大予防の看護の実際について理解する

☑医療者の少ない施設における「看取りケア」での看護の役割について理解する

☑多職種との連携・協働における看護の役割と機能について理解する

☑生活の場における医療職者の役割について考える

## ① 介護老人福祉施設とはどのような役割のある場なのか

### （1）介護老人福祉施設とは

　介護老人福祉施設は，介護保険法では「介護老人福祉施設」，老人福祉法では「特別養護老人ホーム」という呼称となりますが，基本的には同じ施設のことを指します。在宅での生活が困難になった要介護3以上（要介護1・2の要介護者も特例として入所が可能な場合があります）の高齢者が入所でき，看取りにも対応しているので終身利用が可能であり，「終の棲家」として地域包括ケアシステムのなかでも重要な役割を担う施設です。

　入所者には介護保険が適用されるため，民間の有料老人ホームなどよりも比較的安価に利用できることから，地域によっては，入所までの待機日数が長期になることもあります。

　介護老人福祉施設では，中長期的に生活する高齢者をサポートするための生活援助や身体介護が中心的に行われており，介護老人保健施設に比べると医師やリハビリテーション専門職など医療職の設置基準も少なく設定されているので，リハビリテーション

などは日々の暮らしのなかで自分のできることを実施できるように支援する「生活リハビリテーション」が中心となります（要check➡p88 COLUMN）。人生の最期まで生活する人も多いため，多くの介護老人福祉施設ではレクリエーションなどのイベントは介護老人保健施設よりも数多く実施しています。

### (2) 介護老人福祉施設の人員配置基準

　介護老人福祉施設の医師は，入所者に対し健康管理及び療養上の指導を行うために必要な数の配置が定められていますが，実際には常駐の医師がいる施設は多くありません。近隣の医師が業務委託契約等により，月に数回，訪問診療に来ることが一般的です。

　看護職員（看護師または准看護師）については，常勤で1名以上の配置が定められていますが，夜勤や当直の配置がない施設が大半を占めています。基本的に看護師はオンコール体制をとって緊急時に対応できるようにしています。

　その他，介護職員は入所者3名に対して1名以上，介護支援専門員（ケアマネジャー）1名以上，生活相談員1名以上，栄養士または管理栄養士1名以上，機能訓練指導員1名以上といった設置基準になっています。

## ② 介護老人福祉施設の1日の流れ

　基本的には介護老人保健施設と似たような1日の流れとなるので，本章の「4　介護老人保健施設における老年看護学実習」の②を参照してください（要check➡p93）。

## ③ 介護老人福祉施設における看護師の役割

　基本的には，介護老人保健施設における看護師の役割（①利用者さんの健康維持と持病の再発・進行防止，②医師の診察介助や緊急時の受診付き添い，③服薬管理，④医療的ケアの実施）と大きな差異はありませんが，介護老人保健施設と違い，リハビリテーション等を担う専門職者の配置基準がありませんので，看護師は施設における数少ない医療職者として，入所者の体調変化への対応や感染症対策などといった医療的な判断を多く担う必要があります。また，介護老人福祉施設では入所者の多くが「終の棲家」として入所して生活していますので，施設における「看取りケア」の中心的役割を担うことが看護師の大きな役割といえます。

## COLUMN

### ●看取り介護加算

　看取り介護加算（看取り加算）とは，「死が避けられないとみなされた人に対して，身体的・精神的苦痛を和らげるためのケアを行う施設」に対して算定される，介護報酬に定められた加算です。介護老人福祉施設（特別養護老人ホーム），グループホーム，特定施設入居者生活介護で看取りを希望する入所者を施設において看取る際，条件を満たしていれば加算算定できます。この加算は，入所者が人生の最期を自分らしく送れるように支援することを目的として，2006年に始まりました。

　看取り介護加算では，当該入所者が今後現状以上の回復が見込まれないと医師が判断した場合に，本人や家族の希望を尊重したうえで，医師や看護師，ケアマネジャー，介護職員が連携して24時間体制で看取りを行うことが求められます。2021年の介護報酬改定では，地域包括ケアにおける看取りの推進等の理由から，看取り対応をより適切に評価するために，看取り介護加算の算定期間が拡大され，死亡日45日前〜31日前の区分が新設されました。

　今後，職員の精神的な負担軽減や研修制度の充実，ACP（人生会議）等の本人・家族の意思をなるべく尊重できる環境調整など，さまざまな取り組みが社会的に広がることが期待されるとともに，介護老人福祉施設やその他の特定施設といわれる病院ではない「生活施設」において，「看取りケア」を希望する人が増えることが予測されます。

# ⑥ 地域における老年看護学実習 —地域包括支援センターの実習

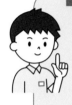

## 実習で理解を深めたいポイント

☑地域包括支援センターを利用する人や利用の目的を知り，支援の方法や問題解決の方法を知る

☑地域包括支援センターの役割と地域における保健師（看護師）のあり方について学習する

☑利用者さんやその家族が抱える健康問題や生活困難，介護負担等について，直接話を聞き，理解する

☑他職種や関係機関との連携・協働の実際について理解する

☑介護保険制度や地域・在宅看護にかかわる諸制度について理解を深める

## ① 地域包括支援センターとはどのような役割のある場なのか

### （1）地域包括支援センターとは

　地域包括支援センターは，「地域住民の心身の健康の保持及び生活の安定のために必要な援助を行うことにより，その保健医療の向上及び福祉の増進を包括的に支援することを目的とする施設」（介護保険法第115条の46）で，2005年の介護保険法改正時に，おおむね中学校区ごとに1か所設置されました。高齢者やその家族などが，地域で健康的に安心して暮らしていけるようにサポートする施設といえます。市町村が設置主体となって，保健師（看護師）・社会福祉士・主任介護支援専門員等を配置し，3職種のチームアプローチによって支援を行います。なお，市町村が設置主体ではありますが，適切な社会福祉法人や医療法人等に運営を委託することができるので，実際には全国にある地域包括支援センターの約7割は委託型となっており，市町村直轄型は3割程度となっています。

　地域包括支援センターの主な業務として，介護予防支援及び包括的支援事業を行って制度横断的な連携ネットワークを構築し，さまざまな地域住民への支援を実施すること

があります。地域包括支援センターによる支援内容は多岐にわたり，業務の委託状況によって施設が受託している事業に違いがありますので，実習先の施設が「市町村直轄型か委託型か」を確認し，どのような事業を実施しているのかについて，実習指導者に聞いてみるとよいでしょう。

## （2）地域包括支援センターの主な業務役割

地域包括支援センターの主な業務役割について紹介しておきます。

### ● 総合相談支援業務

地域の住民・高齢者が住み慣れた地域で安心してその人らしい生活を継続してできるように，①地域におけるネットワークの構築，②高齢者等の要支援状態の実態把握，③総合相談支援及び制度横断的な支援を行います。支援には，初期段階の相談対応と継続的・専門的な相談支援が含まれています。

### ● 権利擁護業務

地域住民や民生委員，ケアマネジャー（介護支援専門員）等のみでは十分な問題解決が難しく，適切なサービスにつなげられない等の困難な状況にある高齢者が，地域において尊厳ある生活を維持して安心して生活できるよう支援します。必要に応じて，①成年後見制度の利用支援，②困難事例への対応，③高齢者虐待への対応，④介護老人福祉施設等への措置の支援，⑤消費者被害の防止なども守備範囲として支援しています。

### ● 包括的・継続的ケアマネジメント支援業務

地域において多職種相互の協働や連携によって，個々の高齢者の状況や変化に応じた包括的かつ継続的な支援を行います。そのために，①包括的・継続的なケア体制の構築，②地域ケア会議の実施，③ケアマネジャーのネットワークの活用，④ケアマネジャーへの日常的個別指導・相談，⑤支援困難事例等への指導・助言を行います。

### ● 介護予防ケアマネジメント業務

介護予防サービスの対象者となる高齢者のケアマネジメントを行います。

## ● 認知症総合支援事業

　実習先によっては認知症総合支援事業（介護保険法第115条の45第2項第6号）の委託を受けて事業を実施している地域包括支援センターもあるかもしれません。この事業は，認知症の人の意思が尊重され，できる限り住み慣れた地域で自分らしく暮らし続けることができる地域づくりを行うために各市町村が主体となって行われている事業です（要check➡p105 COLUMN）。

## ② 地域包括支援センターの1日の流れ ─保健師（看護師）と他職種の動き

　ここでは，地域包括支援センターの保健師（看護師）と他職種の1日についてまとめます（表11）。

## ③ 地域包括支援センターにおける保健師（看護師）の役割

### （1）介護予防ケアプランの作成

　高齢者や家族からの介護サービスの相談・要望に応じて，ケアマネジャーなどと連携しながら介護予防ケアプランを作成します。

**表11** 地域包括支援センターの1日の流れ（例）

| 時間 | 保健師（看護師） | 他職種等 |
| --- | --- | --- |
| 9：00 | ミーティング，介護予防ケアプランの作成，手続き書類の作成等 | ミーティング<br>来客者面談等 |
| 10：00 | 利用者宅訪問（介護予防ケアプランのモニタリング等） | 虐待ケースへの訪問・対応 |
| 13：00 | 地域ケア会議の準備・参加 | 地域ケア会議の準備・参加 |
| | 介護予防教室開催の準備 | |
| 15：00 | 担当者会議（カンファレンス） | 担当者会議（カンファレンス） |
| 16：00 | 電話相談対応 | ケース訪問 |
| 17：00 | 業務終了 | |

## （2）高齢者の健康診断の受診を促す

健康づくり教室や口腔ケア教室などを企画・実施することで，地域住民の疾患予防の意識を増進させます。

## （3）家庭訪問

高齢者宅を訪問し，体調管理に関する相談に応じます。

## （4）相談業務

地域包括支援センターへ相談に来た人の困り事や悩みに応じて相談に乗り，対応を検討します。

## （5）介護予防セミナー

要介護状態になるのを防ぐために，介護予防のための運動教室や認知症予防教室などを企画・実施します。

---

### COLUMN

#### ●認知症総合支援事業

認知症総合支援事業では，次の2つの事業が行われています。

**①認知症初期集中支援推進事業**

市町村には認知症初期集中支援チームが配置されています。このチームは複数の専門職（社会福祉士，精神保健福祉士，保健師，看護師，作業療法士等）が，認知症に関する専門的な知識・技能を有する医師の指導のもとで，認知症が疑われる人や，認知症の人とその家族を訪問して観察・評価し，家族支援を中心に初期支援を包括的・集中的に行います。

認知症初期集中支援チームは，対象者が安定的に介護サービスや医療サービスを利用してしかるべきサービス提供事業者に引き継ぐまで，おおむね最長6か月間訪問します。認知症初期集中支援チームは，必ず地域包括支援センター及び認知症疾患医療センター経由で訪問対象者に関する情報を入手し，支援中や支援終了時も情報を共有する必要があるので，地域包括支援センターの役割は大きいです。

②認知症地域支援・ケア向上事業

　市町村において認知症地域支援推進員及び嘱託医を配置して，①認知症疾患医療センターを含む医療機関や介護サービス事業者，認知症の人を支援する地域の関係者の間の連携推進，②認知症の人やその家族を支援する相談支援体制の構築，③認知症カフェや介護教室，研修等の企画実施を行います。

## COLUMN

● 地域包括支援センターで働く保健師（看護師）とは？

　地域包括支援センターで働く保健師（看護師）は，保健医療の専門職者としての専門性を発揮し，介護予防に関する相談支援といった個別支援はもちろん，地域診断に基づいて地域ごとの特性にあわせた効果的な介護予防を進めていきます。例えば，高齢者の居場所づくりや社会参加の場として「住民主体の通いの場（サロン）づくり」を地域に展開する支援を行っています。

　また，認知症初期集中支援チームの一員として認知症専門医や他の専門職とともに，認知症の人やその家族へ自立生活のサポートを行います。病院の看護師とは違い，地域に出向くことや利用者さんの自宅へ訪問することも多くあります。直接的に利用者さんの生活そのものへの支援（個別支援）をすることは少ないですが，介護予防を通じて地域づくりや地域の底上げ（地域支援）に取り組むなど，地域全体の健康をサポートするといった役割を担っています。

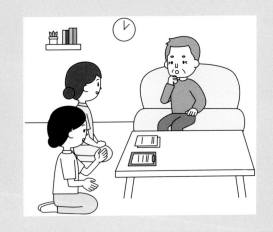

# ⑦ 地域における老年看護学実習 —老人福祉センターの実習

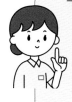

## 実習で理解を深めたいポイント

☑老人福祉センターを利用する高齢者を通して，老年期というライフステージにある対象の発達課題を具体的に理解する

☑老人福祉センターを利用する高齢者を通して，老年期にある対象の身体的・精神的・社会的側面を具体的に理解する

☑地域で暮らす高齢者の健康管理意識や健康へのニーズ，具体的な健康方法について知る

☑健康高齢者の生活において老人福祉センターの果たす役割について理解する

☑利用者にとっての老人福祉センターの意味について理解する

## ① 老人福祉センターとはどのような役割のある場なのか？

老人福祉施設の一種であり，無料または低額な料金で，高齢者に対して，各種の相談，健康増進，教養の向上，レクリエーションのためのサービスを総合的に提供するための施設です（老人福祉法第20条の7）。主に60歳以上の方が利用可能です。

老人福祉センターの主な役割について以下にまとめます。

老年看護学実習の対象である高齢者の療養生活の場には，治療の場（病院）・療養生活の場（介護施設）・日常生活の場（在宅）があります。老人福祉センターでの実習は，高齢者＝虚弱者というネガティブなイメージではなく，活力ある元気な高齢者の姿をとらえ，ポジティブな高齢者観をもつ機会であってほしいと思います。

### （1）各種相談

 健康相談

主に老人福祉センターを利用する高齢者を対象に，医師及び保健師・看護師による

「健康相談」をはじめ，血圧測定や日常の健康管理等についての相談を受け付けます。

### ◉ 生活相談

　主に老人福祉センターを利用する高齢者を対象に，日常生活や福祉サービスの利用等に関する相談に応じ，助言，指導等を行います。

## (2) 生きがい対策事業

　地域で暮らす高齢者が閉じこもりにならず生きがいを見出し，仲間づくりや健康づくりに取り組めるように，各種講座等を企画・開催します。

### ◉ 啓発普及事業

　各種講座や催し物の開催のお知らせを自治体の広報紙や WEB 上に掲載したり，案内チラシやポスターを作成・配布する，施設の情報紙の発行等を行います。

### ◉ 高齢者の教養講座の企画運営

　文学，歴史，パソコン講座や講演会等を企画・開催します。

### ◉ 物づくり等創造活動の振興

　陶芸や園芸講座等を企画・開催します。

### ◉ 健康増進活動・スポーツレクリエーション活動の振興

　健康体操などさまざまな運動講座を企画・開催します。

### ◉ 地域活動の振興・世代間交流事業

　施設でのお祭りを開催，子どもから成人までの幅広い世代との交流を図る「ふれあい事業」を企画・開催します。

### ◉ その他

　９月の「敬老の日の集い」等を企画します。

## (3) 老人クラブ・サークル支援

老人クラブ・サークル支援として，次のようなことを行います。
- 老人クラブが団体利用する際の部屋の提供及び送迎バスの配車
- 施設を拠点とした高齢者の各種サークルの設立支援及び活動場所の提供（部屋貸し）
- サークル紹介，会員募集も兼ねた共催事業の開催

## (4) 介護予防事業

要介護ハイリスクの高齢者を対象に，身体機能の維持向上等を目的とした教室を開催します。

## ② 老人福祉センターの1日の流れと利用者さんの特徴

老人福祉センターの1日の流れを紹介します（表12）。老人福祉センターでは，月～土曜日の毎日，さまざまな講座やセミナー，同好会によるイベント等が終日行われています。利用者さんは自分の参加したい講座・セミナーや同好会のイベントへ参加します。

## ③ 老人福祉センターにおけるスタッフの役割

老人福祉センターには，施設長，相談や指導を行う職員，その他必要な職員が配置されています。必要な専門的な資格の規定はありません。また，施設の運営に支障がない場合には，併設されている他の社会福祉施設等の職員との兼務は差し支えないとされており，老人福祉センターのスタッフは少人数で運営されています。

**表12** 老人福祉センターの1日の流れ（例）

| 時間 | 利用者さん | スタッフ等 |
|---|---|---|
| 9：00 | 健康チェック，出欠確認等 | ミーティング・会場準備等 |
| 9：30 | 各種講座，セミナーへの参加 | 参加者の確認，講座サポート<br>さまざまな講座参加者の出欠確認 |
| 13：00 | 各種講座，セミナーへの参加 | 講座企画会議等<br>利用者対応 |
| 17：00 | 講座・セミナー後帰宅へ | 次の日の準備等 |

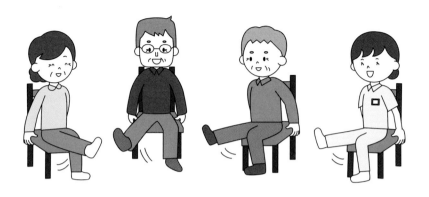

　老人福祉センターのスタッフは，講座やセミナーの企画・準備・運営のサポートを行ったり，利用者さんの相談に乗ったりし，来所者が継続的に心地よく老人福祉センターを利用できるようにサポートを行います。専門職ではないので，健康上の問題やさまざまな課題などの相談が出てきた場合には，時には地域包括支援センター等の専門職と連携して解決策を探ります。

　老人福祉センターは，皆さんが住んでいる地域にも必ず存在しています。それぞれの老人福祉センターによってさまざまな特徴があります。施設の規模も違っており，娯楽室や大広間，会議室や機能訓練室などを備えていて，なかにはゲートボール場や浴場，宿泊施設まで持つ施設もあります。卓球を楽しまれる利用者さんが多いので，ほとんどの老人福祉センターでは卓球ができる場が完備されています。

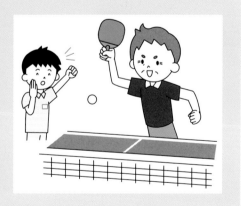

第 **4** 章

# 対象の特徴理解
## —病態・症候別に臨地実習で学んでほしいこと

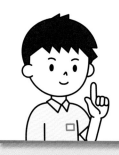

本章では，臨地実習で受け持つ機会が多い病態や症候別に，留意すべきポイントをピックアップして説明しています。受け持ち患者さんが決まったら，それぞれの病態や症候について確認して，観察項目の検討や看護計画の立案に役立ててください。

# ① 認知症のある高齢者

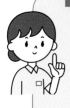

実習に向けて推奨する事前学習内容

☑ 4 大認知症の特徴をおさえておく

☑ 認知症の中核症状と行動・心理症状を理解する

☑ 認知症のアセスメントスケールについて確認する

☑ パーソン・センタード・ケアを理解し，認知症のある人への看護の技法について確認する

　わが国は，高齢者人口の増加に伴い，認知症とともに生きる高齢者も増加の一途をたどっています。学生の皆さんが老年看護学実習で出会う患者さんのなかにも，認知症のある人がいるでしょう。認知症は，臨床で働く看護師もアセスメントやケアの難しさを感じている症候の一つです。実習に出る前に，認知症について，そして認知症のある人への看護について確認しておきましょう。

## ① 実習前に理解を深めておくべきこと

### （1）認知症の症状

　認知症とは，脳の疾患などの原因により，認知機能が低下し，日常生活全般に支障が出てくる状態をいいます。認知症の症状は二つに大別され，中核症状を「認知機能障害」，認知症に伴う行動異常及び精神症状を「認知症の行動・心理症状（BPSD）」と呼んでいます（図 1）。中核症状は脳の障がいによるものなので，その症状自体を完全になくすことは難しいといえます。そのため，その症状をもちながらも，足りない部分を環境やケアで補いながら，よりよく生活できるように看護します。

　BPSD は時に薬物治療を必要とはしますが，第一選択はケアといわれています。中核症状に伴い体調・性格や環境が影響して起こる症状なので，BPSD を起こしている要因を分析し，ケアと環境調整で症状を改善することを目指して看護します。

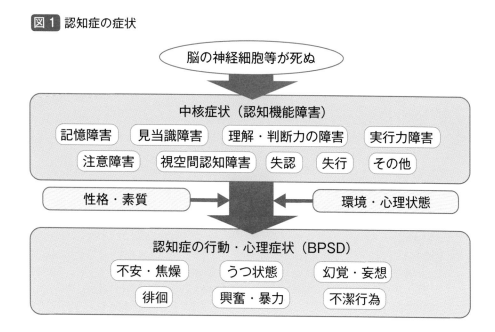

**図1** 認知症の症状

## (2) 4大認知症の特徴

　認知症は疾患名ではありません。認知症にはさまざまな原因疾患や病態が含まれます。その種類は80種類以上あるともいわれていますが，「アルツハイマー型認知症」「レビー小体型認知症」「血管性認知症」「前頭側頭葉変性症」の4大認知症が全体のほぼ9割を占めています。患者さんによっては，原因疾患が診断されていない場合もありますが，疾患によってそれぞれ特徴があり，それぞれの疾患にあわせた対応やケアが必要です。まずは4大認知症の特徴をおさえておきましょう（**表1**）。

## (3) 抗認知症薬

　残念ながら，現在使用されている抗認知症薬には，認知症を根治できるものはありません。抗認知症薬を服用していても徐々に認知症は進行します。しかし，抗認知症薬を服用することで，生き残っている脳神経細胞を活性化させ，進行を緩やかにすることは期待できます。また，日常生活に活気が出たり，イライラや不安を少なくすることによってQOLを上げる効果も期待できます。認知症が高度になっても，服用を続けることで周囲の状況を理解し，発声やわずかな表情の変化で自らの意思を表現したりして，生活を楽しんでいる人もいます。できるだけ長く認知機能を維持するためにも，抗認知症薬は必要です（**表2**）。

4 大認知症の特徴

| 疾患名 | アルツハイマー型認知症（Alzheimer's disease dementia：AD） | レビー小体型認知症（dementia with Lewy bodies：DLB） | 血管性認知症（vascular dementia：VaD） | 前頭側頭葉変性症（frontotemporal lobar degeneration：FTLD） |
|---|---|---|---|---|
| 特　徴 | 認知症の原因として最も多いといわれています。初期症状としては記憶障害から始まることが多く，他に時間や場所がわからなくなる見当識障害や，位置や距離をうまくとらえることが難しくなり道に迷ったりする視空間認知障害などの症状が現れてきます。抗認知症薬の対象疾患です | 認知機能の変動が起こりやすいほか，ありありとした幻視やパーキンソニズム，睡眠中に夢体験と同じ行動をとってしまうREM睡眠行動障害，重度の抗精神病薬への過敏性，便秘や起立性低血圧などの自律神経症状が特徴的です。抗認知症薬の対象疾患です | 脳梗塞や脳出血といった脳血管障害によって，脳神経細胞の機能が失われることで認知症症状が現れます。脳血管障害を起こした場所により症状は異なりますが，感情失禁を起こしやすいなどの特徴があります。脳梗塞を再発させないための治療が行われます | 脳の前頭葉と側頭葉が萎縮していき，記憶障害は目立ちませんが，同じ行動パターンを繰り返す常同行動や，衝動や感情を抑えることが難しい状態の脱抑制といった症状が特徴的です。この脱抑制の症状は，欲しいと思うと他人のものでも盗ってしまう行動があるため，他者とトラブルになることもあります |

表 2 抗認知症薬

| 一般名（商品名） | ドネペジル（アリセプト） | ガランタミン（レミニール） | リバスチグミン（リバスタッチ，イクセロン） | メマンチン（メマリー） |
|---|---|---|---|---|
| 分　類 | コリンエステラーゼ阻害薬 | | | NMDA 受容体拮抗薬 |
| 剤　形 | 錠剤，粉薬，ゼリー剤 | 錠剤，内服液 | 貼り薬 | 錠剤 |
| 適応重症度 | 軽度～高度 | 軽度～中等度 | 軽度～中等度 | 中等度～高度 |
| 主な副作用 | 下痢，嘔気・嘔吐 | | かゆみ，かぶれ | めまい，便秘，頭痛 |
| 備　考 | アリセプトのみレビー小体型認知症の適応あり | | | コリンエステラーゼ阻害薬と併用可能 |

## ② 臨地実習で学びを深めてほしいこと

### (1) 認知症のある高齢者へのケア

　先にも述べたように，認知症のある高齢者へのケアは難しさを感じている人が多くいます。特に，病院で入院している認知症のある人は，入院という環境や身体疾患が影響

して，認知機能がさらに低下したり，せん妄やBPSDを発症したりする場合も多くあります。

　実習では，認知症ケアの理念でもあるパーソン・センタード・ケアを理解したうえで，「認知症のある人が入院によって受ける影響」を考慮してアセスメントしていきましょう。そして，実際にかかわる際には，ここで紹介する認知症のある人にとってよいとされるさまざまな技法を活用してみるとよいでしょう。

### ● パーソン・センタード・ケア

　パーソン・センタード・ケア（person centred care：PCC）は，認知症のある人を何もできない人と決めつけるのではなく，一人の「人」として尊重し，その人の立場に立って考え，ケアを行おうとする認知症ケアの一つの考え方で，イギリスのキットウッド（Kitwood T）が1980年代末に提唱しました。PCCでは認知症のある人の心理的ニーズを，「認知症の人は，一人の人として無条件に尊重される『愛』を中心として，共にあること，くつろぎ，自分らしさ，結びつき，たずさわりを求めている」としています（図2）。認知症ケアでは，こうした心理的ニーズを満たすことで，認知症のある人が一人の人として大切にされている，尊重されていると感じられるケアを提供していくことが重要とされます。

**図2 認知症の人のニーズ**

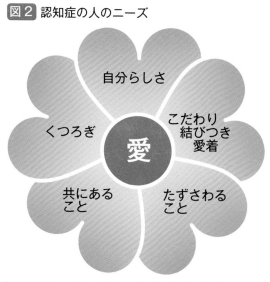

自分らしさ

くつろぎ

こだわり
結びつき
愛着

愛

共にある
こと

たずさわる
こと

（NPO法人パーソン・センタード・ケアを考える会ホームページ
（https://www.pcdc.or.jp/aboutpcc/）より一部改変）

## ● 24時間リアリティオリエンテーション

24時間リアリティオリエンテーション（reality orientation：RO）は，認知症に対する非薬物療法の一つです。日本語では「現実見当識訓練」といいます。認知症高齢者とスタッフとの日常生活における基本的なコミュニケーションのなかで，認知症高齢者に「自分は誰であるのか」「自分は現在どこにいるのか」「今はいったい何時か」といった事柄に対して現実認識の機会を提供します。

＜リアリティオリエンテーションの例＞

- 「おはようございます！　そろそろ朝ごはんの時間ですよ」
- 「看護学生の○○です。今日もよろしくお願いします」
- 「今日は朝からよい天気で，桜の花も満開でした」

このような言葉がけが，季節や時間，話している相手が誰なのかを認識することを助け，不安を軽減させてくれます。リアリティオリエンテーションは，普段の何気ない会話のなかにさりげなく取り入れることが重要です。「今どこにいるかわかりますか？」「私は誰ですか？」と試すような質問をするのはリアリティオリエンテーションとはいえません。認知症の人が答えにくい質問をしたり，思い出すことを強制したりすると，逆に不安やストレスが増してしまうことがあるため注意しましょう。

## ● ユマニチュード

ユマニチュード（Humanitude）はフランスのジネスト（Gineste Y）とマレスコッティ（Marescotti R）が開発したケアの技法です[1]。ユマニチュードとは「人間らしさを取り戻す」という意味をもつフランス語の造語で，「見る」「話す」「触れる」「立つ」ことを「ケアの4つの柱」とし，ケアをするときにはこの柱を同時に複数組み合わせて行うこと（マルチ・モーダルケア）で，「あなたを大切に思っている」ことを相手にわかるように伝える技術です。さらに，ケアを一つの物語のように一連の手順で完成させる「ケアの5つのステップ」を使ってケアをしていきます。

## ● アロマセラピー

アロマセラピーは植物から抽出した精油を使って行う療法[2]で，日本では芳香療法とも呼ばれています。正式な医療ではありませんが，ストレスの軽減や精神的なケアなどの目的で，医療や介護の現場でも活用されています。

特に認知症のある人への効果としては，記憶をつかさどる海馬が嗅神経に近いことか

ら，アロマで嗅覚を刺激することで，間接的に海馬も刺激されます。ローズマリーとレモンには集中力を高め，記憶力を強化する効果があり，特にレモンなどの柑橘系の香りは交感神経を刺激するため，思考能力や運動能力を高める働きもあります。ラベンダーとスイートオレンジは鎮静作用が高く，副交感神経を優位に働かせ，心身をリラックスさせる効果があり，不眠や興奮症状への効果が期待できます。

### ◉ 回想法

回想法は1960年代にアメリカの精神科医バトラー（Butler RN）によって提唱された心理療法です。認知症があると，近時記憶は障がいされますが，遠隔記憶や手続き記憶は比較的長く保たれます。そこで回想法では，思い出を引き出すために昔の写真や普段身の回りで使用していた道具を用いて，高齢者の過去の思いに共感しながらコミュニケーションを重ねていきます。また，その人が慣れ親しんだ子どもの頃の遊びや仕事に関する作業を一緒に行って記憶を刺激します。このような取り組みにより，高齢者の発語を促したり，自尊心を向上させたり，運動機能や知的機能，社会的機能などの回復・維持につながるといった効果が期待できます。ケアする人にとっては，対象者のその人らしい部分の再発見にもつながるといえます。

### ◉ タクティールケア

タクティールとはラテン語の「タクティリス（Taktilis）」に由来する言葉で，「触れる」という意味があります。その意味が示すように，手を使って10分間程度，相手の背中や手足を「押す」のではなく，やわらかく包み込むように触れるのがタクティールケアです。このケアによってオキシトシンが分泌され，副交感神経機能によるリラックス効果，睡眠効果，情緒の安定が期待できます。

## （2）入院が認知症のある人へ与える影響

認知症のある人が入院すると，環境が変わることによるリロケーションダメージに加えて，さまざまな要因で認知機能が低下します。

入院中には，認知症の人が本来もっている認知機能を十分には発揮できていないことがあり，発揮できないままでいると，入院の原因となった身体疾患が治癒しても，生活機能は入院のため使われなかったことにより低下します。そのため，できるだけ入院前の認知機能や生活機能を正しく把握し，入院前の状態に戻すことを目標に，入院時から

のケア介入が必要です。図3にあるように，認知機能低下につながる要因を一つひとつ丁寧にアセスメントしていきましょう。

### （3）認知症のある人の環境調整

　環境とは人を取り巻く外界のものすべてをいいます。よって，環境とは居住空間や構造，道具などの物理的な環境だけでなく，人も環境となります。認知症のある人は環境からの影響を受けやすく，入院すると混乱しやすいといわれますが，それは療養する場所が変わるだけでなく，なじみのある家族や知人から，見慣れない医療者へと人の環境が変わることも大きく影響しています。認知症のある人の環境調整では，PEAPの視点をもとに，物理的・人的環境を整えて，安心して，その人らしく，自立した生活が送れるよう支援していきましょう。

図3 入院中で認知機能低下につながる要因

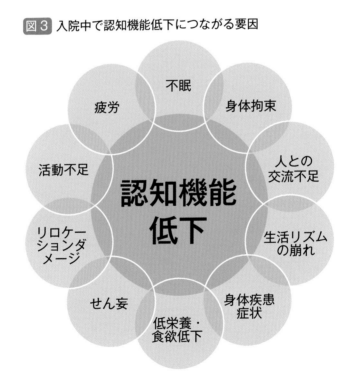

## ● PEAP

PEAP（Professional Environmental Assessment Protocol：専門的環境支援指針）[3] は 1996 年に米国で開発され，わが国では 2002 年にケアと環境研究会により日本の文化やケアの現状を踏まえて翻訳，修正された『認知症高齢者への環境支援のための指針　PEAP 日本版』が作成されました。施設に暮らす認知症高齢者にとっての望ましい環境について，8 つの環境支援の柱（目標）ごとに，考え方や具体的な環境調整の方法が示されています（表 3）。

**表3** PEAP の 8 つの柱と具体例

| | 環境支援の目標 | 具体例 |
|---|---|---|
| 見当識への支援 | 時間・場所・そこで行われていることを認知症の人にわかりやすい環境にする | • トイレの位置をわかりやすいように目印をつける<br>• 時間経過がわかるようにカレンダーを飾る<br>• 毎回名前を名乗る |
| 機能的な能力への支援 | 移動，洗面，食事などの ADL の自立を支え，継続できる環境にする | • 慣れた洗面具・食具を使いやすい場所に置く<br>• 使用できる電話を準備する<br>• 自身で履きやすい靴を準備する |
| 環境における刺激の質と調整 | 認知症の人に適したよい刺激を提供し，ストレスや混乱を招かないように調整する | • 昼間は照明を明るくする。または明るい場所へ移動する<br>• 施設的なにおいではなく，生活を感じさせる香り<br>• なじみのある，好きな音楽を聴いてもらう |
| 安全と安心への支援 | 認知症の人の安全を脅かすものを最小限にし，スタッフや家族の安心感を高める | • 転倒してもけがをしにくいよう環境調整する<br>• 異食のリスクがある場合は，危険なものを除く<br>• 困った様子があればすぐに声をかける |
| 生活の継続性への支援 | 慣れ親しんだ環境とライフスタイルを実現するための支援 | • 自宅で決まって見ていたテレビ番組を見てもらう<br>• 個人的なものを置いたり，家族の写真を飾る |
| 自己選択への支援 | 認知症の人が，居場所や好みの品を自己選択できる環境をつくる | • 清潔ケアの時間の希望を確認する<br>• デイルームでどこに座るか選んでもらう<br>• 食事内容の希望をきく |
| プライバシーの確保 | 一人になったり，他者との交流を図ったりできる環境をつくる | • 入浴，排泄，衣服着脱に関して羞恥心に配慮する<br>• 声をかけて返答があってから入室する |
| ふれあいの促進 | 入居者・家族・地域の人などとの交流が図れるような環境をつくる | • 家族と面会の場や，電話する機会を設ける<br>• 院内デイなど他の患者と触れ合える機会をつくる |

（ケアと環境研究会：認知症高齢者への環境支援のための指針　PEAP 日本版 3，改訂 4 版，2005.（http://www.kan-kyozukuri.com/pdf/peap-ja-34.pdf）を参考に作成）

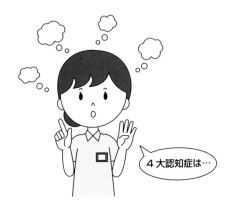

引用文献

1) 日本ユマニチュード学会ホームページ：ユマニチュードとは．（https://jhuma.org/humanitude/）
2) 鳥取大学医学部ホームページ：アルツハイマー病患者に対する　アロマセラピーの有用性．（https://square.umin.ac.jp/dementia/19-1-77-85.pdf）
3) ケアと環境研究会，認知症高齢者への住まいの工夫研究会ホームページ：認知症高齢者のための環境支援指針　PEAP日本版とは??　環境づくり.com　認知症ケア環境を変えたいと願う方々へ．（http://www.kankyozukuri.com/contents0103.html）

参考文献

・日本神経学会監，「認知症疾患治療ガイドライン」作成合同委員会編：認知症疾患治療ガイドライン 2010，医学書院，2010.
・ドーン・ブルッカー，クレア・サー著，水野裕監訳：「DCM（認知症ケアマッピング）」理念と実践，第8版，認知症介護研究・研修大府センター，2018.
・公益社団法人日本看護協会編：認知症ケアガイドブック，照林社，2016.
・日本スウェーデン福祉研究所（JSCI）ホームページ：タクティールケアとは（https://jsci.jp/#about）（閲覧日 2023.3.10）
・上田雪子，石川恵子，弘重直美他：認知症高齢者へのタクティールケアのリラックス効果を検証，鹿児島国際大学福祉社会学部論集，36（2），17-29，2017.

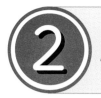

# ② 廃用症候群のある高齢者

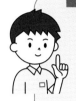

## 実習に向けて推奨する事前学習内容

☑廃用症候群の要因とその経過を理解する

☑廃用症候群の症状とアセスメント項目を理解する（要check➡p12「第1部第1章3」）

☑廃用症候群の予防とその看護について確認する

☑チーム医療における廃用症候群の対応について調べる

## ① 廃用症候群の基礎知識

　廃用症候群（disuse syndrome）とは過度に安静にすることや，日常生活の活動性が低下したことにより身体的・精神的に生じるさまざまな状態を示します。生活不活発病といわれることもあります。表4に示すような関節拘縮や筋萎縮といった局所症状，起立性低血圧や心肺機能の低下のような全身症状，うつ傾向などの精神・神経症状が発生します[1]。

### 表4 廃用症候群の主な症状

| 局所症状<br>（身体の一部に起こるもの） | 全身症状<br>（全身に影響するもの） | 精神・神経症状<br>（精神や神経の働きに起こるもの） |
|---|---|---|
| ● 関節拘縮<br>● 廃用性筋萎縮・筋力低下<br>● 廃用性骨萎縮<br>● 皮膚萎縮（短縮）<br>● 褥瘡<br>● 静脈血栓症→肺塞栓症<br>など | ● 心肺機能低下<br>● 起立性低血圧<br>● 消化器機能低下<br>　食欲不振／便秘<br>● 尿量の増加→血液量の減少（脱水）<br>など | ● うつ状態<br>● 知的活動低下<br>● 周囲への無関心<br>● 自律神経不安定<br>● 姿勢・運動調節機能低下<br>など |

（厚生労働省：生活不活発病（廃用症候群）と「生活機能低下の悪循環」(1) https://www.mhlw.go.jp/shingi/2008/09/dl/s0917-6a_0007.pdf を一部改変）

病気になった場合，回復するために臥床していることがごく自然な行動です。しかし高齢者では，この状態を長く続けると廃用症候群を引き起こしてしまいます。気がつかないうちに徐々に進行し，気がついたときには「座ることができない」「立って歩くことができない」などの状況となることがあるのです。例えば成人では，1週間の絶対安静で10～15%の筋力低下が生じ，高齢者では2週間の床上安静で下肢の筋肉が20%も萎縮するともいわれています。過度の安静により筋肉が萎縮し，関節の可動域が低下することがさらに活動性を低下させて悪循環をきたし，最悪な状態では寝たきりとなってしまうことがあります。

　廃用症候群の診断は難しいことが多くあります。脳血管疾患や感染症治療のために床上安静の時間が長くなったことで，これまで普通に可能であったADLなどができなくなっていた場合には，廃用性筋萎縮や関節の拘縮も考えられます。廃用症候群は医師だけでなく，看護師や理学療法士などの職種が気づくこともあります。

　高齢者が一度廃用症候群になると，もとの状態への改善はとても難しくなります。つまり，廃用症候群は治療よりも予防が重要ということです。高齢者の心肺機能の低下や誤嚥性肺炎では主として薬剤投与，せん妄の場合には向精神薬を使用した治療が行われますが，可能な限り以前の日常生活状況に戻ることが大切です。自宅や施設から入院して廃用症候群になった場合は，入院のきっかけとなった病気が治ったら速やかに自宅や施設に戻ることで廃用症候群の進行を防ぐことができます。現時点で廃用症候群の状態にある人でも，適切な援助により進行を防ぐことが可能となります。

　このように，高齢者の多くに廃用症候群のリスクがあることを理解したうえで，ここでは，臨地実習で必要とされる予防ケアなどの看護のあり方を紹介します。

## ②実習前に理解を深めておくべきこと

### （1）廃用症候群における高齢者の経過の予測

　高齢者は加齢により身体的・心理的な状態が低下しているため，一時的な疾患の治療のための床上安静であっても，安静が長期になることで廃用症候群に陥ることが多くあります。廃用症候群の症状の発生後に適切な援助を提供できないと，寝たきり状況となりさまざまな症状が出現してADLが低下し，重症度が徐々に高まっていきます。高齢者は慢性疾患のある人が多いため，その疾患の増悪や嚥下障害による誤嚥性肺炎，同一体位による褥瘡の発生と増悪などにより死に至ることも多くあります。

## （2）廃用症候群にある高齢者の身体状況の特徴

廃用症候群にある高齢者は，加齢による心身機能の低下，全身の予備力及び免疫力の低下による症状の個人差がとても大きいです。したがって，症状や状態の変化の予測が難しいことが特徴となります。

さまざまな身体的・心理的症状は複合的に発生しますが，認知機能の低下などにより高齢者自身の自覚症状も乏しいことが少なくないため，重篤な状況になっていることにも気がつきにくいということを念頭に置く必要があります。また，生活環境の変化や生活リズムの変調などが大きな影響を及ぼすことも理解しておくことが求められます。それゆえに，自覚症状の訴えだけでなく，表4に示した症状，疾患や障がいによる疼痛などの症状や血液データ，フィジカルアセスメントによる全身状態の情報が必要です。さらに，栄養・排泄・睡眠・活動状況，ADLをバーセルインデックスやFIMなどといった指標を用いて評価し，さまざまな情報を客観的にアセスメントすることが重要になることを理解しておきましょう（要check➡p12「第1部第1章3」）。

## （3）廃用症候群にある高齢者の心理状況の特徴

廃用症候群にある高齢者は，活動性の低下のため他者とのかかわりが減少することなどによって，認知機能の低下がより生じやすくなります。社会的なかかわりが低下することでうつ傾向が生じることもあります。さらに，認知症のある高齢者の場合，認知症に伴う症状が急速に進行することもあります。

また，臥床時間が長くなることで姿勢や運動調節機能も低下し，自律神経の不安定さを示すことがあります。

## （4）廃用症候群のある高齢者への看護ケア

廃用症候群の看護では，「QOLの向上」「ADLの向上」「社会交流・参加レベルの向上」「精神的ストレスの緩和」の四つの視点が必要です。

### ◉ QOLの向上

廃用症候群の発症による行動の制限や身体機能，認知機能の低下は，QOLを低下させます。この状況下では，廃用症候群の発症原因となっている疾患や障がいなどの治癒速度が著しく減速します。また，廃用症候群の各症状における進行速度の増速に伴い，重度化する可能性があります。そのため，室内での快適な雰囲気づくりや，高齢者の生

活してきた時代背景や趣味などを考慮したアクティビティケアの実施，可能であれば車いすを利用した外出などにより，QOL の向上を図る必要性があります。

### ◉ ADL の向上

トイレに行く，食事を摂る，口腔ケアなどにより清潔を保つなど，日常生活における「できること」「していること」の質やその量を高める必要があります。また，活動意欲があれば，「したいこと」への援助も大切です。それらを考慮したうえで，生活リズムを整えることが重要です。これらの取り組みを実施することで ADL が向上し，廃用症候群の予防や，発症してしまった廃用症候群の早期改

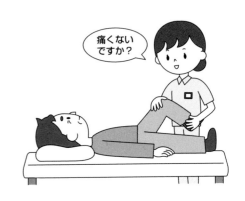

善を大きく促進することができるため，可能な範囲内で援助を行っていきましょう。

また，リハビリテーションなどの運動機能の向上に向けた援助は，廃用症候群の進行を止め，改善へと向かわせることが可能となるため，積極的に行っていきたいものです。理学療法士や作業療法士による定期的なリハビリテーションの実施が困難である場合は，看護師による関節可動域訓練や車いす座位，ベッド座位による座位時間の延長などにより，筋力低下などを防ぐこともできます。いかなる場合でもあっても積極的なアプローチを考え，進めていきましょう。

### ◉ 社会交流・参加レベルの向上

長期の床上安静は他者や外界との交流が遮断されやすく，コミュニケーションの時間も激減します。これにより，身体症状だけでなくうつ状態などの精神症状が出現することがあります。積極的なかかわりやコミュニケーションにより外部との交流を行うことが大切です。アクティビティケアやリハビリテーションの実施は社会活動への参加の第一歩となり，精神的な安楽を獲得することができるため，積極的な実施・参加の援助を行い，社会交流・参加レベルの向上を図っていきましょう。

### ◉ 精神的ストレスの緩和

長期臥床だけでなく，安静期間が 3 日〜1 週間程度でも，精神的ストレスは蓄積し

ます。廃用症候群の症状への介入は，身体機能の低下に比べて精神機能の低下への介入のほうがとても難しいことが多く，認知症の発症や進行などといった状況が生じやすくなります。したがって，早期にストレスの緩和に努める必要があります。

### (5) 高齢者の廃用症候群におけるさまざまな職種のかかわりの必要性

廃用症候群の予防や改善には，医師をはじめ，理学療法士・作業療法士，言語聴覚士などのリハビリテーションにかかわる専門職との連携が重要となります。さらに，廃用症候群の状態にある高齢者の多くが低栄養であるため管理栄養士との協働，高齢者は併存疾患を多くもつことがあるため薬剤師との連携，日常生活援助を助ける介護職員，社会的なサポートを支援する医療ソーシャルワーカーなどとの連携が求められます。看護師の役割は多岐にわたる専門職との情報共有と連絡調整が期待されます。

## ③ 臨地実習で学びを深めてほしいこと

### (1) 廃用症候群にある高齢者の身体的状況とその変化の理解

廃用症候群は長期臥床や過度の安静により，年齢にかかわらず誰しも発症のリスクをもっています。廃用症候群の予防や改善のために最も重要な援助は，長期の臥床状況からの早期離床です。廃用症候群の症状をいかに早く改善させるかではなく，早期の離床が看護の主な目標となるため，「がんばりすぎ」「がんばらせすぎ」は禁物です。高齢者の場合には特に，基礎体力が低下していることにより，過度な訓練や過度なかかわりによる刺激の多さは，体力の消耗や意欲の低下など逆効果になってしまうことがあります。この場合にはQOL，ADLともに著しく低下し，臥床状況を助長してしまうことにもつながります。したがって，高齢者の場合には特に心身の状況に注意を払い，可能な範囲内で無理なく援助する必要があります。

### (2) 廃用症候群を予防する看護ケアの必要性

廃用症候群は，治療などによって床上安静を余儀なくされている状況で運動をしないこと，寝ていること，日常生活に支障をきたす手足の位置や関節の角度（不良肢位）で長時間を過ごすことにより生じます。これらを考慮し，QOLの向上，ADLの向上，社会交流・参加レベルの向上，精神的ストレスの緩和の視点に基づいた看護を提供していきましょう。その際には，常に提供した看護ケアを振り返り，適切な評価することを忘

れてはいけません。

　廃用症候群にある高齢者は身体的・精神的にも機能低下があること忘れず，活動と休息のバランスをよく考えて援助することが求められます。また，廃用症候群が進行し，言語によるコミュニケーションが難しい高齢者の援助時には，常に自尊感情に配慮した声かけや援助の姿勢を心がけましょう。

## （3）チーム医療における廃用症候群への多職種のかかわり

　チーム医療で行われる廃用症候群への対応では，理学療法士や作業療法士が中心となりリハビリテーションを進めていきます。廃用症候群にある高齢者の多くは，長期臥床などによる原因以外にも，加齢による低栄養状態なども影響するため，管理栄養士が介入し栄養状態の改善を図り，治癒力やリハビリテーション効果の向上をサポートしています[2]。

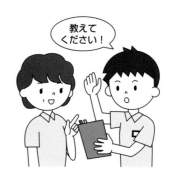

　また，リハビリテーション時間外にも患者さんの活動量を上げることを目的に，看護師や介護職員が協力し離床を勧め，介助下でトイレへ行き排泄を促す，食事環境を整え自力で食事摂取を可能にするなどの生活リハビリテーションを行います。

　看護師は廃用症候群のある高齢者のQOLの維持・向上を目指すために，多職種の専門性を理解し，カンファレンスなどにより治療や生活全般にわたるさまざまな情報を共有し，連携を深めていく役割があります[3]。

引用文献

1）厚生労働省：生活不活発病（廃用症候群）と「生活機能低下の悪循環」(1). （https://www.mhlw.go.jp/shingi/2008/09/dl/s0917-6a_0007.pdf）
2）若林秀隆：高齢者の廃用症候群の機能予後とリハビリテーション栄養管理，静脈経腸栄養，28 (5)，1045-1050, 2013.
3）森本茂人，高本勝之，佐伯集一，藪本恭明，村井裕，松本正幸：老年症候群と老年医療，日本老年医学会雑誌，41 (2)，150-152, 2004.

# ③ 骨折のある高齢者

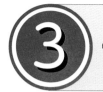

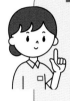

## 実習に向けて推奨する事前学習内容

☑大腿骨頸部骨折の「ガーデン分類」についておさえておく

☑骨折の保存療法に対する看護について確認する（コルセット，ギプス固定）

☑骨折の手術療法に対する看護について確認する（人工骨頭置換術など）

☑リハビリテーションに対する看護について確認する（生活リハビリテーションとは）

☑転倒予防について学ぶ

☑骨粗鬆症の予防に関する生活指導内容を確認しておく

☑在宅復帰に向けての準備・指導について調べる（介護保険によるさまざまなサービス内容について）

　骨折とは，何らかの外力が加わることで骨が壊れる状態をいいます。骨が折れたり，ひび・亀裂が入る，骨の一部が欠損したり，凹んだ場合でも骨折です。骨折がある場合，骨の周辺組織（皮膚，神経，血管，筋肉，臓器など）にも損傷を及ぼしていることが多くあります。高齢者の骨折は，骨量の減少による骨の脆弱化が基礎にあり，骨粗鬆症，転倒による原因で骨折が起こります。

## ① 高齢者の骨折

### （1）原因

#### ● 骨粗鬆症

　高齢者は，加齢により骨密度が低下して，骨が弱く脆い状態になっています。

## ⦿ 転倒

　高齢者の転倒の原因は，一つは段差や絨毯，コードなどの環境が原因となって転倒してしまう外的要因で，もう一つは，その人自身の身体の機能が原因となって転倒してしまう内的要因です。内的要因として筋力低下，バランス能力の低下，視力障害，認知力の低下，低栄養によるサルコペニア，フレイル，めまい，起立性低血圧があげられます。

## ⦿ 低栄養

　高齢者は，骨の原料となるカルシウムなど必要な栄養素が十分摂れていないことで，骨がもろくなって骨折する危険性が高まります。低栄養により身体の筋肉量が減ると立つこと・歩くことなどの運動能力が低下し，それにより転倒のリスクが高まります。

## (2) 骨折の多い部位 (図4)

### ⦿ 脊椎椎体骨折（胸腰椎）

　尻もちをつくことで起こる，普段の生活動作のなかでも起こる背骨の骨折です。

図4 骨折の多い部位

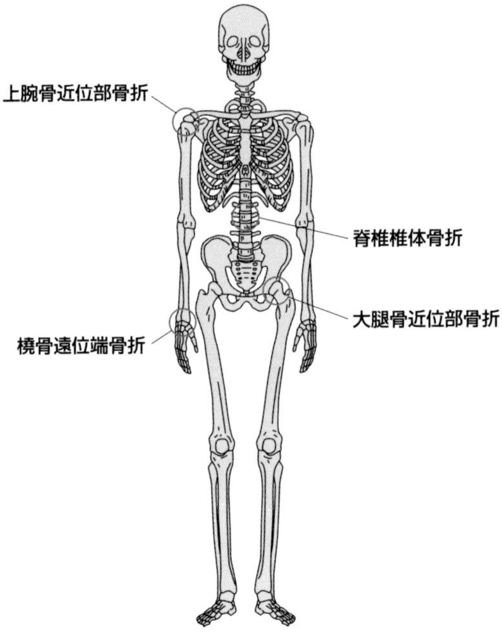

上腕骨近位部骨折
脊椎椎体骨折
大腿骨近位部骨折
橈骨遠位端骨折

### ◉ 大腿骨近位部骨折（股関節）

転倒による寝たきりの危険性の高い，太ももの付け根の骨折です。

### ◉ 上腕骨近位部骨折（肩）

転んで肘や手をついたときや，肩を直接打ったりして起こる腕の付け根の骨折です。

### ◉ 橈骨遠位端骨折（手首）

転んで手をついたときに起こる手首の骨折です。

## （3）骨折の治療

### ◉ 保存的療法

骨折部位をギプスやコルセットなどで固定します。

### ◉ 手術的療法

骨折部位を整復し，ネジやボルトで固定，または人工骨頭に交換します。

## （4）予防

### ◉ 転倒予防

転倒しないように生活環境を整えます。また，身体機能の低下を防ぎます。特に，筋力低下を防ぎます。

### ◉ 骨粗鬆症の予防と治療

骨粗鬆症の予防と治療には，次のようなことが必要です。

- 定期検診をし，骨粗鬆症の程度を評価します
- 骨粗鬆症なら，内服や注射薬で治療し進行を抑えます
- ビタミン D，カルシウム，良質なたんぱく質などの栄養素を取り入れます
- 日光浴，散歩やスクワットなどの運動を取り入れます

## ② 実習前に理解を深めておくべきこと

### （1）骨折のある高齢者の身体状況の特徴

　骨折のある高齢者の身体状況の特徴は，骨粗鬆症になっており，下肢の筋力・バランス機能の低下からさまざまな老年症候群をもっていることです。高齢者の骨折の原因の一つに，骨粗鬆症による骨量の低下があげられます。高齢者は，骨粗鬆症という加齢やホルモンバランスの乱れによって骨が弱くなることで，転倒時に骨折が生じやすくなります。また，筋力・バランス機能の低下により柔軟性がなくなって転倒することも，骨折の原因となっています。

　なかでも，下肢の筋力低下が，高齢者の骨折の原因の多くを占めるといわれています。下肢の筋力低下により歩行が困難になり，転倒しやすくなります。また，下肢の筋力低下による活動量の減少や外出が億劫になり生活範囲が狭くなることは，意欲の低下を招きます。意欲の低下は虚弱，低栄養，摂食・嚥下障害などを起こし食事量を減少させます。栄養不良で皮下脂肪が少ないことにより，転倒時に直接的に外力が加わることから，骨折が起こりやすくなります。さらに，食事量の減少は，認知機能低下や精神活動低下などにもつながり，転倒によって骨折する可能性をより高めます。高齢者は下肢の筋力低下により，さまざまな老年症候群が出現し，それが転倒につながるのです。

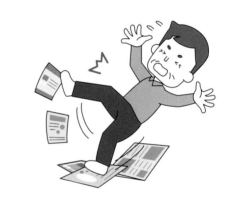

### （2）骨折のある高齢者の心理状況の特徴

　高齢者の転倒の事故は，屋外でなく自宅などの屋内で起こることが多いです。自宅内のわずかな段差や，滑りやすい床などで起こっています。日常の生活のなかで，安心・安全を確保されているはずの自宅で転倒を経験することにより，立つこと，歩くこと，動くことに不安や恐怖を感じたりして，自信を喪失したりすることもあります。治療により，身体機能的には歩くこと・動くことができるのに歩こうとしなくなったり，動こうとしなかったり，依存して一人で移動することを躊躇したりして，不安感から心を閉ざすケースもみられます。そのため，高齢者本人の不安感を取り除く心理的なケアが必要となります。

　高齢者の場合，骨折による身体変化や，治療による手術の影響などで，せん妄や認知症の進行を起こすこともあります。もともと認知機能の低下があった高齢者は，手術後の影響などで急性・一過性・可逆的に見当識障害，錯覚，幻覚などを伴って精神興奮をきたし，せん妄を起こすこともあります。入院による環境の変化や手術後の長期臥床により，活動量の低下・覚醒の低下などが起こり，認知症が進行することもあります（要check➡p112「第1部第4章1」）。

## （3）骨折のある高齢者の家族の思い

　高齢者が，昨日まで元気であったのに突然入院することは決して珍しいことではなく，特に転倒による骨折は非常に多いです。本人はもちろんですが，家族は突然の転倒，骨折，入院，手術と進むことに対して，戸惑い，今後の経過について不安を抱きます。

　骨折した高齢者は，入院前は使用していなかった車いす，歩行器，杖などを退院時に使用することになる人が多く，ADLの低下によりさまざまな生活上の問題を引き起こす場合があります。また，手術や入院による環境の変化で，せん妄や認知症が進行することもあります。このような高齢者の身体的・心理的な変化を受け入れられない家族も少なくないです。家族は，この状態では退院しても介護していく自信がない，仕事と介護の両立は難しいなどと，退院後の生活に強く不安を抱きます。このように以前とは異なった状態となった高齢者を受け入れるかどうか，家族が葛藤するなかで退院調整は進められます。

　そのため，高齢者の退院調整においては，本人のみでなく家族への看護介入は非常に重要なこととなります。高齢者の家族に焦点を当て，早い時期から高齢者の家族とかかわり，今後の高齢者の生活について相談し安心感を与えることが必要となります。

## （4）骨折のある高齢者を取り巻く多職種とのかかわり

　高齢者の支援には，多職種との連携，チームアプローチが必要です。それぞれの専門の職種が専門的な視点から情報を共有することから始めます。多職種連携とは，異なった専門的背景をもつ専門職が共有した目標に向けて共に働くことです。病院内における医師，看護師，薬剤師，理学療法士，作業療法士，管理栄養士，医療ソーシャルワーカー，介護支援専門員などが，骨折した高齢者が自宅に退院するという目的をもって連携します。入院中の高齢者が自宅で安心して療養が続けられるように退院支援をコーディネートします。そのため，患者さんに関する情報を交換し，まとめていきます。こ

うして退院前に症状や生活環境を洗い出すことで，帰宅直後に必要な支援を見立てることができ，自宅退院への準備ができます。

また，在宅復帰が困難な高齢者は，本人や家族の希望を確認し，急性期病院やリハビリテーション病院，地域の診療所，介護サービス事業者など，地域の医療機関や関連施設との連携をとり，高齢者が安心して退院できるように支援します。

## ③ 臨地実習で学びを深めてほしいこと

### （1）骨折のある高齢者の身体的状況とその変化

骨折すると，骨とその周囲は神経と血管が豊富なため，その部位に強い痛みと腫脹が出現し，骨折がひどい場合は動かせなくなります。骨折の主要な症状は疼痛です。この疼痛コントロールができていないと，特に高齢者の場合は，痛みで動かなくなり日常生活機能が容易に低下し，廃用症候群や寝たきりにつながりやすいです。疼痛管理を早期に対応し，リハビリテーションを始めることが大切です。

また高齢者には，多くの慢性疾患が併存しています。骨折をしたことにより，併存疾患が悪化してしまったり，併存疾患により骨折の回復が遅れたりすることがあります。高齢者は思わぬ合併症を引き起こす可能性もあるため，慢性疾患がどのような時期や局面にあるのか，あるいは今後たどるであろう経過を念頭に置いておくと，高齢者がもっている慢性疾患の管理や援助の手助けとなります。

### （2）骨折のある高齢者の療養生活

高齢になると，環境の変化に対応することが困難となります。骨折により，入院という自宅とは異なる環境や，痛みのため今までできたことができなくなるという変化は，高齢者の心身に大きな影響を与え，さまざまな療養生活に影響を及ぼします。

手術後は，鎮痛剤を服用して疼痛コントロールを図りながら，早期にリハビリテーションに取り組みますが，リハビリテーション以外での離床意欲はあまり見られないことが多いです。また，認知機能低下予防を目的に，車いすに移乗し，ADL に積極的に参加するよう支援しますが，自宅とは異なる新しい環境での適応が難しく，自力で行うことをあきらめてしまう患者さんも多いです。車いす操作など新しいことを覚えるのも容易ではなく，ブレーキをかけずに立ち上がり再転倒することも多々あります。

入院中，長時間同じ姿勢でいると褥瘡になったり，筋力や体力が低下して歩行が難し

くなり，再転倒しやすくなったりするおそれがあります。また，環境の変化によるストレスでせん妄を発症することがあり，幻覚や興奮といった症状が出ることもあります。他にも，脳への刺激が減って認知機能が低下する，内臓の消化・吸収機能が落ちることで低栄養に陥るなど，骨折後の療養生活でさまざまなリスクが発生します。

## （3）骨折のある高齢者とリハビリテーション

高齢者が骨折をしたら，手術後の急性期に起こる廃用症候群（翼check➡p121「第1部第4章2」）などによる寝たきりの予防と，自宅復帰を目的とした ADL をはじめとする活動制限の回復を目指して，早期からリハビリテーションを開始します。リハビリテーションは，専門医，看護師，理学療法士，作業療法士，言語聴覚士がチームとなり，食事・排泄・更衣・移動・会話といった生活のなかでの日常生活能力の向上に向けて行います。高齢者の場合，自宅での生活が送れるように，住み慣れた地域での生活機能を向上させることが重要です。そのためにも，できるだけ在宅に近い環境でのリハビリテーション，指導が必要となります。

また，高齢者が骨折して入院すると認知症が進むことがあります。骨折という体験や活動の制限，突然の入院生活による環境変化は，高齢者にとって順応しにくいものと想像され，高齢者のなかには，抑うつ状態になり，それにより認知症を進行させ活動能力が低下する人もいます。寝たきりと認知症の進行を防ぐために，手術後，できるだけ早期からリハビリテーションを始め，歩行訓練などへと進めていくことは重要です。

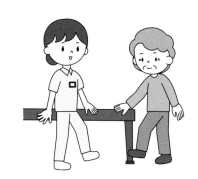

## （4）骨折のある高齢者の在宅準備と家族とのかかわり

高齢者は，疾病や入院などによる身体や環境の変化をきっかけに，ADL や認知機能の低下をきたすことが多く，疾病が完治したからといって元の生活に戻ることは難しいです。そのため，入院早期から，本人の身体的状態の変化や入院前の在宅での暮らしぶりを知ることが必要です。また，自宅の構造や生活動線，家族状況，介護力，本人・家族の思いや今後の意向について，早くから情報を得ておくと退院支援がスムーズに進みます。退院支援に向けてのサポートを充実させるためには必要な情報です。骨折での入院の場合，入院した時点から退院後の療養生活を視野に入れ，円滑な退院と退院後に高

齢者や家族が安心して生活が送れるように，入院，退院，在宅復帰へとサービスが提供できるように支援する必要があります。

　退院が近づくと，高齢者とその家族やケアマネジャーに，退院後に注意すべきことの説明と介護保険サービスの情報の提供を行います。高齢者の退院後の QOL 向上のためにも，病院側と介護保険事業者の連携は重要です。

参考文献
・田島康介編：高齢者骨折・外傷診療マニュアル，金芳堂，2022.
・石坂正大編：高齢者における転倒予防のためのリハビリテーション介入，老年内科，1（4），459-465，2020.

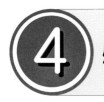

# ④ 感染症のある高齢者

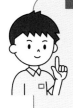

**実習に向けて推奨する事前学習内容**

☑尿路感染症の症状について理解する

☑尿路感染症の看護について確認する

☑誤嚥性肺炎の原因について理解する

☑嚥下評価と嚥下訓練について確認する

　高齢者は成人よりも免疫機能が低下しているため，感染症にかかりやすい傾向があります。ここでは，実習時に出合うことの多い高齢者の感染症である尿路感染症と誤嚥性肺炎について，その感染経路と特徴的な症状，そして看護について解説します。

## ① 実習前に理解を深めておくべきこと

### （1）尿路感染症

　尿路感染症は，細菌が尿路の出口から侵入し，尿道，膀胱，尿管，腎臓など尿の通り道に細菌が住み着き，増殖して炎症が起きる感染症です。感染する場所によって，尿道炎，膀胱炎，腎盂腎炎に分けられます。

　高齢者の尿路感染症の要因は，免疫力の低下もありますが，尿閉や残尿を起こしやすい基礎疾患（前立腺肥大・神経因性膀胱など）がある，おむつや尿道カテーテルの使用，セルフケア能力の低下から陰部の清潔が保たれていない，水分摂取量が減っているなど，複数の要因が重なり合って引き起こしている場合があります。よって，尿路感染症をなぜ起こしたのか，生活背景からもアセスメントし，感染を繰り返さないようにケアを検討していく必要があります。

### ● 尿道炎

排尿時に尿道に痛みを感じます。

### ● 膀胱炎

排尿痛，残尿感，頻尿，尿混濁などの症状があります。炎症が非常に強い場合には，尿に血が混じることもあります。

### ● 腎盂腎炎

背部の叩打痛（図5），発熱，悪寒，嘔気・嘔吐などがあります。炎症が強いと尿に血が混じることもあります。

## (2) 誤嚥性肺炎

誤嚥性肺炎は，誤嚥がきっかけで起こる肺炎で，他者から感染するものではありません。高齢者では，セルフケア不足で口腔内の清潔が保たれなかったり，加齢による唾液減少や，疾病や治療の影響で口腔内乾燥が進んだりすることで，口腔内の細菌が増殖しやすい状態にあります。さらに，脳梗塞による麻痺で嚥下機能が低下したり，麻痺がなくても臥床時間が長くなると，咳嗽反射や嚥下に伴う筋力が低下したりして，誤嚥しやすくなります。

誤嚥を起こしやすいのは食事中ですが，食事以外でも睡眠中など，唾液が肺に流れ込

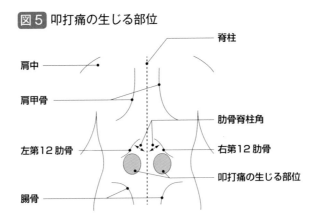

**図5 叩打痛の生じる部位**

肩中
肩甲骨
脊柱
肋骨脊柱角
左第12肋骨
右第12肋骨
叩打痛の生じる部位
腸骨

んで起きることもあります。また，不顕性誤嚥といって，異物が気道に入ったときにむせる症状もなく誤嚥している場合もあります。

　その他にも，覚醒不良，不適切なポジショニング，疲労，認知機能低下による注意散漫などがあると，さらに誤嚥のリスクが高くなります。よって，さまざまな視点で誤嚥の要因を分析して，ケアしていく必要があります（図6）。

## ② 臨床実習で学びを深めてほしいこと

### （1）尿路感染症の看護

　尿路感染症の看護にあたっては，次のようなことを行います。
- 尿と一緒に菌を外に出すよう水分摂取を促す（日中は多め，夜間は控えめに）
- 尿意を我慢しないように指導
- 陰部の清潔を保つ
- 基礎疾患（前立腺肥大や神経因性膀胱など）の治療
- 免疫力強化のためのバランスのとれた食事，適度な運動，ストレスをためない

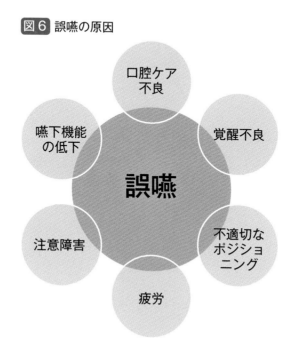

図6 誤嚥の原因

## （2）誤嚥性肺炎の看護

　誤嚥性肺炎の看護にあたっては，次のようなことを行います。

- 嚥下評価（**要**check➡p24）
- 嚥下訓練（間接訓練）（**要**check➡p47）
- ポジショニング
- 生活リズムを整える
- 疲労しやすい場合は食事前に休息の時間をとる
- 注意障害がある場合は，集中できる環境を整える
- 口腔ケア（**要**check➡p46）

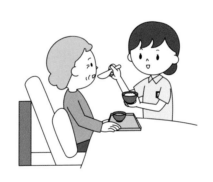

**参考文献**
・山田律子編：生活機能からみた老年看護過程，第4版，医学書院，2022.

# ⑤ 慢性疾患を抱える高齢者

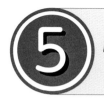

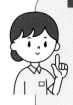

**実習に向けて推奨する事前学習内容**

☑疾患の機序と出現する症状を図式化して理解する

☑ガイドラインなどを参考に，疾患の進行度を理解するための指標と基準値を整理する

☑血液データ，画像所見で確認する必要のある項目をノートに書き留める

☑呼吸音，心音の聴取部位の確認と正常音及び異常音を実際に聞いておく

☑症状の出現を観察できる指標を準備する（例：身体活動能力指数）

☑栄養状態の評価指標である，BMI や GNRI（Geriatric Nutritional Risk Index）などの計算方法を調べる

☑低栄養にならないように，また疾患が悪化しないような食事に関する知識をまとめる

☑心不全の場合は，心電図の基本的な見方及び不整脈について復習する

☑ COPD の場合，安楽な呼吸法を復習し，生活のどのような場面でそれを用いるとよいのかイメージを膨らませる

☑各疾患の一般的な生活指導の内容についてまとめておく

　慢性疾患は徐々に進行し，治癒することはまれな疾患です。特にここでは，心不全，腎不全，COPD（慢性閉塞性肺疾患）を取り上げますが，これらは**図7**に示すように，急性増悪と回復を繰り返すことが多く，そのたびに身体機能が低下しやすい疾患です[1]。そのため，急性増悪による再入院を予防する働きかけが重要となります。また，これらの疾患の背景には，高血圧や糖尿病，動脈硬化性疾患など複数の要因があることが多いのも特徴です。これらの要因には高齢者の生活習慣が影響しているため，これまでの暮らしぶりに着目し，主疾患とともに背景にある疾患の関連性について理解を深めていくことで，看護のポイントを見つけやすくなります。

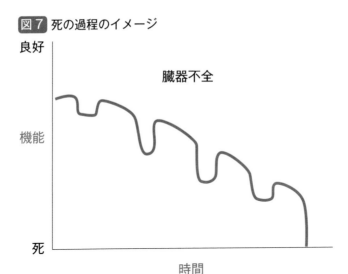

図7 死の過程のイメージ

良好

臓器不全

機能

死

時間

(Lunney JR, Lynn J, Hogan C：Profiles of older medicare decedents, J Am Geriatr Soc, 50 (6), 1108-1112, 2002. より改変引用)

## ① 実習前に理解を深めておくべきこと

　疾患について復習するだけでなく，次のような点についても復習をしておくと患者像をとらえやすく，個別性のある看護計画の検討につながります。

### (1) 老年症候群の症候を有していることが多いため，容易に ADL が低下する

　高齢者は，食欲不振，めまい，意欲低下など老年症候群が認められることがあります。その数は高齢になるほど増加し，85 歳以上では 8 個以上が認められます[2]。これらの症候は疾患に関連して引き起こされるだけでなく，看護師のケアも影響します。

　例を示します。COPD の急性増悪の入院初期，動くと呼吸状態が悪化するため膀胱留置カテーテルを挿入して集中的な治療を行った高齢者です。結果，症状は改善しましたが，尿失禁するようになり，リハビリテーションパンツが必要な状態になりました。

　この背景を考えると，①元々，身体のつらさから高齢者の意欲が低下していた，②安静の期

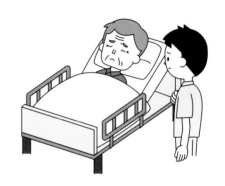

間に筋力が低下した，③トイレへ移動する気力が落ち尿失禁するようになった，④膀胱留置カテーテルを抜去した段階で看護師が積極的にトイレへ誘導しなかったことが要因としてあげられます。

このように，入院時に老年症候群を認める場合は，特にADLがあっという間に低下することを念頭に置き，症状が緩和したら積極的にADLが低下しないような働きかけが必要です。

## （2）急性増悪で栄養状態の悪化，サルコペニア，フレイルの悪循環に陥りやすい

疾患の急性増悪のときは，呼吸状態の悪化や倦怠感などにより食欲が低下しやすい状態になります。予備力が低下している高齢者の場合，食欲の低下により栄養摂取のバランスが崩れると，低栄養や筋肉量が減少しやすくなります。また，やわらかい食事を提供されることで咀嚼の機会が減り，唾液の分泌量低下，味覚低下やさらなる食欲低下にもつながります。低栄養はサルコペニアの原因の一つであり，サルコペニアはフレイルの増悪に影響する要因と考えられています。つまり，食事摂取量とその内容，栄養状態の変化に着目することで筋肉量の低下，フレイルの予防につながり早期に退院できる可能性が高くなります。

## （3）自宅での確実な服薬の継続が重要であるが，管理が困難となりやすい

慢性疾患の悪化予防には，服薬や吸入などが確実に継続されることが必須となります。しかし，高齢者の場合，聴覚障害により説明されたことを聞き間違える，手指の巧緻性が低下することでうまく薬を口まで運べず落として飲めていない，記憶力が低下す

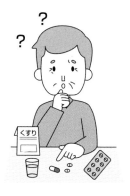

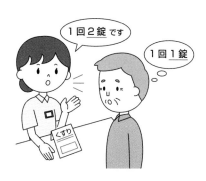

ることで服薬する必要を忘れて飲み忘れる，または飲んだことを忘れて重複して飲むなど確実な服薬が困難となりやすい状態です。また，飲む必要性を理解できていないため，服薬しないことや服薬を中断することもあります。つまり，服薬アドヒアランスが困難となりやすく，疾患の悪化につながりやすい状態です。疾患に罹患しているのも服薬するのも高齢者自身であることを考えると，高齢者を服薬管理の主体と考えて，退院後に管理ができる方法を入院中から一緒に模索する必要があります。

## ② 臨地実習で学びを深めてほしいこと

### (1) 現在の身体の状態，入院についての認識を確認する

　慢性疾患は自己管理の必要な疾患であるため，高齢者がどのように自分の身体のことを理解しているのか，今回の入院に至った要因をどのように感じているのかを確認することが，看護を検討する第一歩となります。きっと〇〇と思っているだろうと予測するだけでなく，本人に確認をしなければ真意はわからないと考えてください。具体的には，「今回の入院について医師からどのように聞いておられますか」や「体調が悪化する原因に心当たりがありますか」などと質問をしてみると確認できます。

　ただし，急性増悪で入院した場合，症状が悪化している時期は確認しても曖昧な返答となりやすいです。そのため，治療の効果が発現して症状が緩和される入院3日目頃を目安に確認をすると，会話がしやすくなります。同時にせん妄状態でないこともアセスメントしておくことで正しい情報が得られます。

### (2) 生活のなかで変えられないこと，欠かせないことを高齢者に聞く

　急性増悪で入退院を繰り返している高齢者の場合，栄養のこと，服薬のこと，生活上の注意点など，入院のたびに退院指導を受けていることが予測されます。しかし，それらのことを守ることが難しく症状が悪化している高齢者も多くいます。そこで，患者さんにあった生活指導をするために，高齢者が生活のなかで変えたくない・変えられないことや食事の内容で食べたいものを確認してみましょう。そうすると，「畑の手入れは誰もしてくれないから私がするしかない」「梅干しは1日1個必ず食べたい」などゆずれない部分が見えてきます。このとき，つい「〇〇すると身体によくないので，やめたほうがいいです」などと言いたくなります。しかし，「〜してはいけない」と言われると「ダメって言われても仕方ない。これはやめられない」と皆さんも聞き入れにくくな

りませんか。それよりも「〇〇はしてもよいが，△△の部分は××と調整できないでしょうか」と相談されると，「検討してみようかな」「それならできるかも」と考える余地が出てくるでしょう。

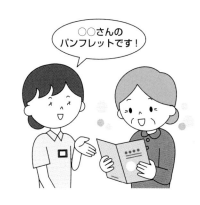

〇〇さんのパンフレットです！

　この相談をするためには，事前の学習が欠かせません。一般的な指導内容を参考に，高齢者が変えられないことを継続するためにはどこを工夫するとよいのだろう，食べたいものを食べてもらうためにはどこを工夫するとよいのだろうと考えます。そしてそれを実習指導者や教員と相談しながら，簡潔に図や絵を入れてまとめることで，世界に一つ，□□□□さん用の生活指導パンフレットが完成します。それを用いて，何度か相談をしていくことで，高齢者の生活に定着しやすい生活指導を行うことができます。

### （3）入退院を繰り返している場合，再入院までの期間を調べる

　カルテをみると，3回目の入院，3か月前も急性増悪で入院していたなどの情報を目にすることがあります。慢性疾患の場合，急性増悪を繰り返すたびに身体機能が低下することを考えると，どのくらいの期間で再入院をしているのか，また，その要因は何かを確認することが必要です。冬の時期に感冒に罹患し，その影響で心不全や COPD が悪化して入退院を繰り返す場合や，正月やお盆など人の集まる時期になると入院してくる場合など，何か共通する時期があるかもしれません。再入院までの期間や要因は，退院指導を行うときに，感染症の予防方法を追加しよう，宴会が増える時期に塩分控えめの食べてもよいものをピックアップしてみようなど活用できる重要な情報となるため，確認が必要です。

### （4）退院に向けて高齢者が最も知りたいことを引き出す

　自分の身体の調子に目を向け，悪化しないように行動を控えたり，食事を工夫したり，調整をしていく必要があるのも慢性疾患の特徴です。それは一時的な調整ではなく継続した調整が欠かせません。そのため，高齢者が自分の身体を調整していくうえで最も知りたいと思っていることを引き出していくことが，悪化予防につながります。看護師は食事が大切と思っていても，高齢者は運動が大切と思っていればいくら食事の話を

しても聞き流してしまう可能性があります。そのため，高齢者本人が最も関心を向けている内容を引き出すことが求められます。

　経験を積んでいくと会話のなかからそれを明らかにすることができますが，学生の間は難しいこともあります。そのようなときは，疾患の悪化を予防するために自分で調整を行う必要のある項目を簡潔に羅列し，知りたい項目の優先順位をつけてもらう方法があります。優先順位 1 位の項目について説明することはもちろん，高齢者の関心は低くとも医療者としては重要な項目を一つだけ一緒に説明することで，高齢者の頭に残りやすくなります。

## (5) 食事・排泄・整容などセルフケア能力の評価と機能を落とさないケア

　セルフケア能力が低下すると，家族の介護が必要な状態になり，自宅への退院が困難となることがあります。特に入院中にセルフケア能力が低下してしまうと退院調整に時間がかかり，ADL がさらに低下する場合があります。そのため，受け持ちを開始した時点で入院前はどのように生活をしていたのかを情報収集し，できる限りその状態に近づくようなケアを行う必要があります。入院前の状態に近づけるケアを行うためには，"セルフケア不足" と大きくとらえるのではなく，食事・排泄・整容など一つひとつの動作についてどうして今のような状態になったのだろう，何が解消するとよくなるだろう，できる力はあるがやっていないことは何だろうとアセスメントする必要があります。そして，早い段階から高齢者が自分で生活をしやすい状態を作っていくことが重要です。

　前述したように，低栄養は ADL 低下に関連します。そのため，義歯の有無や咀嚼力，嚥下機能と食事の形態などについてもアセスメントを行い，必要なエネルギーが摂取できる状態を整えていくことも大切です。

## (6) 確実な服薬管理を含めた，退院後の高齢者の生活をサポートする体制づくり

　疾患の悪化を予防するためには，確実な服薬管理と生活管理が重要です。しかし，高齢者の場合，認知機能の低下などにより薬物療法を理解し，意思決定して遵守することが困難となることがあります。また，前述したような要因によって，服薬管理を家族など介護者に任せることが増えてきます。確実な服薬管理という点で，介護者に任せることは有用です。しかし，高齢者本人も治療に参加するためには，服薬管理の説明をする

ときに，介護者だけでなく高齢者にも必ず同席してもらうことが必要です。これは生活指導も同様です。指導を行う場面があれば，一緒に参加することで，高齢者の服薬や生活に対する認識や理解を知ることができます。

　また，高齢者が自分で管理・服薬しやすくするために，一包化や薬を飲むタイミングの調整などを，看護師は医師・薬剤師と協働して行っています。さらには，退院後の生活を支援する体制を整えるために，退院調整看護師，医療ソーシャルワーカー，リハビリテーション専門職，管理栄養士など多職種が参加しカンファレンスを行っています。学生のときにカンファレンスに参加することは，緊張すると思います。しかし，勇気を出して自分のもっている情報をカンファレンスのなかで伝えることにより，その人にあった生活を支援する体制づくりを模索することができます。皆さんもチームの一員です。

引用文献

1) 関口健二：「終末期」と見なす適切な時期とは？，医学界新聞 2017.2.6（https://www.igaku-shoin.co.jp/paper/archive/y2017/PA03210_03#bun）
2) 神崎恒一：老年症候群とは，林泰史他監・編：高齢者診療マニュアル，p28-29，メジカルビュー社，2009.

# ⑥ エンドオブライフ期にある高齢者

## 実習に向けて推奨する事前学習内容

☑ エンドオブライフケアの目的を確認する

☑ 人生の最終段階における医療の決定プロセスに関するガイドライン（厚生労働省）を確認する

☑ エンドオブライフケアにおいて重要なアセスメント項目を整理する

☑ アドバンス・ケア・プランニング（ACP）について理解する（要check ➡p5）

☑ トータルペインの考え方を理解する（スピリチュアルペインとは何か）

☑ 緩和ケアについて理解する

☑ 看取り期における患者さんの身体・精神状態の変化について学ぶ

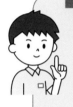

## ① 意思決定支援が必要な対象

　エンドオブライフケアという概念は，単に終末期ケア・緩和ケアの代替用語ではありません。「診断名，健康状態，年齢にかかわらず，差し迫った死，あるいはいつかは来る死について考える人が，生が終わる時まで最善の生を生きることができるように支援すること」[1] です。老いや病を抱えながら地域で暮らし続ける人々の生きざまや死生観・文化を尊重したうえで，その人らしい生き方を支える，その人が「生き切る・生き終える」までのさまざまな過程を支援することがエンドオブライフケアであり，実は高齢者の多くがエンドオブライフ期にある「エンドオブライフケアの対象者」ということになります。人生の最終段階にある高齢者にとって，病院で療養していたとしても，在宅で療養していたとしても，その1日1日が貴重な時間です。その人にとってどのような生活が最善なのかということを考える必要があります。

　「治す医療」から「治し支える医療」への転換が求められている現在の超高齢社会に

おいて，「その人を支える」ということは，単に身体的な支援のみでなく，本人の希望を支えることも含まれます。そのため，さまざまな意思決定への支援が必要な対象であるという視点が重要です。本人の希望がどのようなものなのか意思表明するよう促します。エンドオブライフケアをこれから行うにあたっておさえておいてほしい共有事項は，151ページの**表5**を参照してください。

　このように，高齢者の多くがエンドオブライフケアの視点を必要とする対象者であるということを理解したうえで，ここでは，エンドオブライフ期の長いプロセスにおいて，特に「狭義のエンドオブライフケア」が必要と考えられる「人生の最終段階」「終末期」に近い高齢者を対象に臨地実習を展開されることを想定して，その看護のあり方を紹介していきます。

## ② 実習前に理解を深めておくべきこと

### （1）エンドオブライフ期における高齢者の経過の予測

　エンドオブライフ期といっても，予後が数年と想定される場合もあれば，数週間，数日単位の終末期など，状況はさまざまです。まずは受け持ちの高齢患者さんがエンドオブライフ期のなかの，どのような状況にあるかを判断して看護を展開しなければなりません。また，その経過は悪性腫瘍の終末期なのか，認知症や心不全などの慢性疾患の終末期なのかによっても変わってきますので，自分の受け持ち患者さんの疾患とその状態を把握して，観察すべき項目や必要な看護について事前に勉強して準備をしておきましょう。

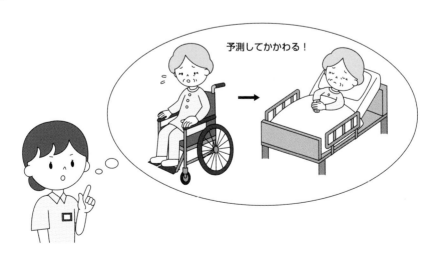

予測してかかわる！

例えば，悪性腫瘍の患者さんであれば，①診断期，②治療後病態維持期，③再発期，④緩和ケア導入期，⑤看取り期，⑥臨死期，といった経過をたどるのが一般的です。受け持つことになる高齢者はどのタイミングにあるのか，今後の治療方針等を考えて，それぞれの時期の特徴的な症状やアセスメントの方法，具体的な看護について事前学習を進めておきましょう。

　また，アルツハイマー型認知症が重度に進行したエンドオブライフ期では，認知機能の著しい低下とともに，身体機能も低下していきます。経口摂取が難しい状態になり，誤嚥性肺炎を繰り返すため，栄養・水分補給をどのように維持するかといったことが大きな課題となってきます。心不全や慢性呼吸器疾患を長年患ってきた高齢者では，病状としては終末期に近い状態であったとしても本人の自覚が乏しい場合も少なくありません。どのような症状やデータであれば終末期と考えるべきなのかについて，あらかじめ客観的にアセスメントできるように学習を進めておきましょう。

## （2）エンドオブライフ期にある高齢者の身体状況の特徴

　エンドオブライフ期，いわゆる人生の最終段階にある高齢者は，さまざまな心身機能が低下している状況になっています。全身の予備力の低下や症状が自覚できないなど，加齢に伴う共通の課題はあるものの，「老い」による心身の変化は個人差が大きいため，症状変化や予後の予測が難しいのが特徴です。

　高齢者ではさまざまな症状が非定型にみられるため同様の疾患がある成人期の患者さんに出現するような症状がみられないことや，本人の自覚も乏しいことが少なくないため重篤な状況になっていることに気がつきにくいということがあります。本人の自覚症状の訴えだけでなく，血液データや丁寧なフィジカルアセスメント等からの客観的なアセスメントによる病態把握が重要になることを理解しておきましょう。

## （3）エンドオブライフ期にある高齢者の心理状況の特徴

　高齢者の多くは加齢に伴って認知機能の低下が進みますが，特にエンドオブライフ期においては身体的な苦痛からくる認知機能や心理面への影響も少なくありません。また非常に個人差も大きいため，病態の変化とともに，常に認知機能や心理・精神状況に変化はないか状況評価を行う必要があります。エンドオブライフ期においては，苦痛からくる心理的な変化として，せん妄の発症リスクも高まりますので，細かな表情や発言の変化からも察知する必要があります。また認知機能低下のある高齢者の場合は，本人の

意思を確認することが難しくなるため，睡眠状況や表情の変化，発言内容に加えて，これまでの生活歴などから現在の心理的な状況を理解する必要があります。

　特にエンドオブライフ期にある高齢者は，多くが痛みや倦怠感等身体的な苦痛を抱えていることを想定しておかなければなりません。特に重度認知症の人の多くは，明確な訴えはないものの重度の疼痛を抱えているという報告もあります[2]。認知症高齢者の疼痛評価は自分で思うように痛みを表現できないので，困難な場合が少なくありません。認知症高齢者の疼痛評価である「日本版アビー痛みスケール」[3]（要check➡p32）などについても調べておきましょう。

　加えて，自分自身の身体状況の悪化を感じる日々のなかで心理的な苦痛，スピリチュアルペイン*を強く感じている患者さんが少なくありません。どのようなスピリチュアルペインを抱えているのかについても，丁寧に聞き取りをしていくことが大切になりますので，スピリチュアルペインについても理解を深めておきましょう。

## （4）エンドオブライフ期の高齢者の家族の思い

　エンドオブライフ期の高齢患者さんを介護する家族自身も，その多くが高齢者であり，自身も心身ともにさまざまな生活障がいを抱えていることが少なくありません。患者さんがいつ臨死期に移行していくかわからないなかで，家族も病態の変化に一喜一憂することになり，精神状態は落ち着くことがありません。そのような家族の思いを理解し，支えになることも看護師の大きな役割です。

　また，看取りを終え，特別な人を死別によって失ったとき，その衝撃から引き起こされるさまざまな反応のことを「悲嘆（グリーフ）」といいますが，看取りによって家族が喪失するものは，亡くなったその人だけではありません。これまで共に生活することによって成り立ってきた生活習慣や社会のなかでの関係性，また今後の生活への希望といったこと等も喪失します。影響は多岐にわたるということも理解しておく必要があります。

## （5）高齢者のエンドオブライフ期におけるさまざまな職種のかかわり

　高齢者のエンドオブライフ期においては，医師や看護師といった医療専門職者以外にも，多職種のさまざまな専門家がかかわることになります。緩和ケア期においては，疼

---

＊スピリチュアルペイン：病気に直面することで，生きることに疑問を抱き，自らの人生の意味や価値，死後の恐怖等について苦しみをもつことをいいます。

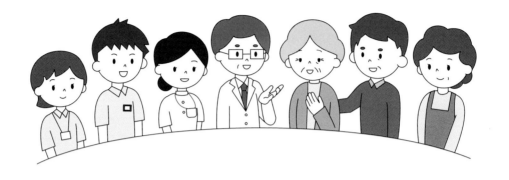

痛コントロールが重要になるため薬剤調整などに薬剤師が深くかかわることになりますし，思うように食事が摂れない場合も少なくないため，本人の心身の状態や嗜好などを細かく把握したうえで食事内容を考慮する管理栄養士がかかわることになります。また，身体がうまく動かせずに関節拘縮をきたしてしまうのを防ぐために，理学療法士や作業療法士がかかわることも少なくありません。病院に入院している場合であっても，それまでの長期間に在宅療養を支えてきた在宅介護の専門家チームが存在していますので，それらの専門職者らとの情報交換も重要になるでしょう（表5）。

　その人にとっての人生最期の大切な時間を，本人にとって最善の状態にできるように，さまざまな専門職者がかかわる必要があり，それらの専門職と密に情報を共有しながら高齢者を支えていくことになります。それぞれの職種についても理解をしておきましょう。

## ③ 臨地実習で学びを深めてほしいこと

### （1）エンドオブライフ期にある高齢者の身体的状況とその変化の理解

　エンドオブライフ期であっても疾患や病態によって違いがあり，さまざまな身体状況の変化がみられます。特に高齢者の身体状況や症状の出現には個人差が大きいのが特徴で，症状がさほど重篤に見えないためにエンドオブライフ期というとらえ方が難しい場合や，その逆で非常に症状が重篤でフィジカルアセスメントをするのも困難と感じる場合もあるかもしれません。通常，担当の受け持ち患者さんが決まった際には，これまでの経過や現病歴を詳しく確認していきますが，そのなかでこの人は終末期である，看取り期である，エンドオブライフケアが必要な対象である，といった情報が得られた場合

**表5** エンドオブライフケアを行うにあたって確認すべき事項

| 領域 | ケアの実際 |
|---|---|
| 精神 | ● 療養者が疾患の進行をどの程度理解し，将来的な治療について認識する力をどの程度保持しているのか<br>● 将来的な健康状態の低下をどの程度見据えられているのか |
| 社会 | ● 将来的にどのような社会資源の支援を受け入れることができるのか（フォーマル・インフォーマル双方を含め）<br>● 介護者の介護力（程度と期間） |
| 文化的要素 | ● 療養者の民族性（生まれ育った地域の特性や精神風土）がどのようにニーズに影響するか<br>● 健康やエンドオブライフケアに関して文化的なしきたりはあるのか |
| スピリチュアル | ● 将来的なケアへの希望や価値観について，どのような認識をしているのか |
| 医療 | ● これまでどのような慢性的な健康問題を抱えてきたのか<br>● 将来的な医療ケアについて，意思決定はしているのか |
| 身体 | ● 今後，在宅で安全に暮らしていくために，どのような支援が必要になるのか<br>● 本人が最も望むニーズを予測したうえで，どのような支援を準備しておく必要があるのか |
| 経済 | ● 将来的に必要なケアを受けるための財政的な余裕はどれくらいあるのか<br>● 将来的なケア提供のために，財源管理への支援が必要か |

(Rogne L, McCune SL : Advance Care Planning : Communicating about matters of life and death, Springer, 127, 2014. をもとに筆者作成)

は，まずはどのような病態であるのか，どのレベルのステージなのか，どのような理由からエンドオブライフ期であると判断されているのかといったことを確認し，受け持ち患者さんの現在の病態を適切に受け止められるように丁寧にアセスメントをしましょう。

　悪性腫瘍であれば，ステージによる評価だけでなく，これまでの治療経過による身体へのダメージ度なども，ADL や要介護度の変化などの評価から確認していきます。

　慢性疾患の終末期である場合は，データからは非常に重篤な場合であっても本人の自覚症状が曖昧でわかりにくいことが少なくありませんので，客観的に，丁寧なフィジカルアセスメントによる評価から身体状況やその変化を理解することが重要になります。重篤な状況にある場合は，学生として血圧測定やフィジカルアセスメントを行うことへの恐怖心を感じる場合もあるかもしれませんが，医療者として現在の患者さんの状況を客観的に把握し看護につなげるためには重要なことですので，患者さんの心身の負担を最小限にする方法を考えて，フィジカルアセスメントを行っている際に少しの変化をも

見逃さないように注意して身体状況の確認を行いましょう。

## (2) エンドオブライフ期にある高齢者の療養生活を支えることの意味

実習で受け持たせてもらう患者さんが「亡くなるかもしれない」と考えることは，とてもつらいことかもしれません。しかし，本当にそのときがそう遠くない状況にある人だったとしたら，あなたと過ごす数分であっても，受け持ち患者さんにとってはとても貴重な時間であるということは想像できるのではないでしょうか。対象である高齢者が最期まで最善の生を生きることができるよう支援するためには，エンドオブライフ期にある存在であるということを意識しつつ，日常生活における一つひとつのケアがその人にとって常に最善のものとなるように考えていく必要があります。

そのためにも，どのような価値観をもっているのか，どのようなことを好むのか，といったその人の生活歴を理解したうえで丁寧にかかわることによって，個別性のある看護を実践してほしいと思います。「あなたと出会えてよかった」とお互いに思えるような臨地実習になれば，エンドオブライフ期における看護は成功したといえるでしょう。

## (3) エンドオブライフ期にある高齢者とのコミュニケーション

エンドオブライフ期にある高齢者は，心身の苦痛を感じていることが少なくありません。「トータルペイン（全人的苦痛）」の考え方を思い出してください。痛みや病状悪化からくる身体的苦痛，死への不安や孤独・怒りからくる精神的苦痛，家族との関係の問題や経済面への不安といった社会的苦痛，自身の存在意義への疑義といった霊的な痛みであるスピリチュアルペインなど，これらすべてを抱えた存在であると考えてかかわらなければなりません。

コミュニケーションをとるなかで，今このときに対象はどのような痛みをどの程度感じているのかということを把握し，その痛みをどのように和らげることができるかを，かかわりのなかから探ることが求められます。薬剤で対処できる痛みなのか，静かな環境で対話を続けることが対処になるのか，傍らにいるだけで癒される痛みなのか，看護学生として全身全霊，五感を使って対象が訴えている痛みを理解して対応を考えてください。とにかくコミュニケーションをあきらめないことです。

ここでいうコミュニケーションは，単なる会話に限ったことではなく，ちょっとした訪室の際の表情から読み取ることもあるでしょうし，洗面介助をする短い時間での反応から読み取ることもあるでしょう。スムーズな会話が難しい場合が少なくないので，患

者さんの一挙手一投足，表情の変化を見逃さず大切なコミュニケーションの一つであるという認識で向き合う必要があります。

## （4）エンドオブライフ期にある高齢者の家族とのかかわり

　高齢者のエンドオブライフ期は，長い経過を経て現在の状況にある場合が少なくありません。これまでの経過を支えてきた家族の思い入れや関係性を一朝一夕にすぐ理解することは難しいでしょう。その家族ごとに，患者さんを思う気持ちは違いますし，歴史も千差万別です。

　どのような関係性の家族であったとしても，長い経過のなかでエンドオブライフを支えてきた家族の心身の負担は大きいものです。「息抜き」や「休息」を意味し，一時的に家族が介護から解放され休息をとる「介護者のため」のケアである「レスパイトケア」についても検討が必要となることがあります。特に高齢者の病態が悪化してきて看取り期にある場合は，少しの病態変化にも一喜一憂し気持ちが落ち着かない状況が続きます。家族の負担を理解しながら心身の状況を慮り，家族をいたわる言葉かけを忘れないようにしましょう。

　また，看取りを終えた後にも，看護師は看取りによって家族が喪失する事柄について意識したうえで，対象を失った家族の悲嘆へのケアである「グリーフケア」を考えていく必要があります。

引用文献
1) 長江弘子：看護実践にいかすエンド・オブ・ライフケア，p4，日本看護協会出版会，2018.
2) Sampson EL, White N, Lord K：Pain, agitation, and behavioural problems in people with dementia admitted to general hospital wards: a longitudinal cohort study, Pain, 156（4), 675-683, 2015.
3) 鈴木みずえ，古田良江，高井ゆかり他：認知症高齢者における疼痛の有症率と疼痛が認知症の行動・心理症状（BPSD）に及ぼす影響，日本老年看護学会誌，19（14), 25-33, 2014.

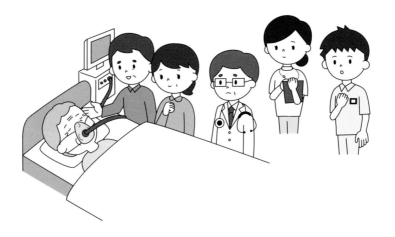

# 第2部

# Q&Aでわかる
# 老年看護学実習の準備・
# 実習時の注意点・振り返り

# I 実習前の準備

## $Q_1$ 実習までの健康管理はどうするのがよいでしょうか？

### A 対象である高齢者に対して，特に感染症に注意をしましょう。

○ 解説

**自身の健康管理に気をつけよう**

　実習前だけでなく，日頃から質の良い睡眠，栄養バランスを考えた食事，適度な運動などを通して生活習慣を整えておくことが大切です。感染症対策として，基本的なことですが，うがい・手洗い，マスクの着用，3密（密閉・密集・密接）を避ける，大勢の人が集まる場所は避けるなど，予防対策を習慣化しておくことが必要です。また，十分な睡眠をとり，バランスの良い食事を摂って，運動をして体力をつけることと，実習前で緊張もしていると思いますが，よく笑い楽しく過ごし免疫機能を高めておくことも必要です。このように，実習だからではなく，普段から自分の健康は自分自身で管理し，自分の身体のことをよく知っておくことは大切です。

**感染症予防対策の事前確認**

　臨地実習前には，必ず感染症の検査結果（麻疹，風疹，水痘，流行性耳下腺炎，B型肝炎など）を確認しておく必要があります。結果によっては，抗体基準値が満たされていなかったらワクチン接種が必要となる場合があります。そのため，早くから結果を確認し，予防・対策をしておくことが必要です。実習施設によっては，ワクチン接種を求められることもあります。早めの対応，早めの準備が必要です。

　また，インフルエンザなどの感染流行時には，実習前に予防接種を行って抗体価を獲得しておき，自分自身も感染しない，実習施設でかかわる高齢者，医療従事者，グループのメンバーに感染させないようにすることも大切です。COVID-19の流行以降，施設によっては，新型コロナワクチンの接種状況について提示を求められることもありま

す。いつ，何回，新型コロナワクチン接種をしたのか，事前確認しておくことも必要です。

**高齢の患者さんに対して気をつけること**

　高齢者は加齢に伴い免疫系の機能が低下し，このことにより感染への抵抗性が低下します。また，加齢に加えて糖尿病，悪性腫瘍などの基礎疾患があると，さらに免疫機能が低下します。そのため，免疫機能が低下している高齢者，基礎疾患のある高齢者は感染症に罹患しやすく，感染が引き金となり，基礎疾患が重症化することもあります。

　免疫機能が低下している高齢者に接する学生は，感染源を媒介してしまう危険性もあることを考え，自分自身の健康管理に気をつける必要があります。感染性のある疾患にかかっている可能性がある場合は，教員に報告し，早めに医療機関を受診し適切な対応を行う必要があります。体調があまりよくないときには，無理をせずに実習に行かないことも大切です。

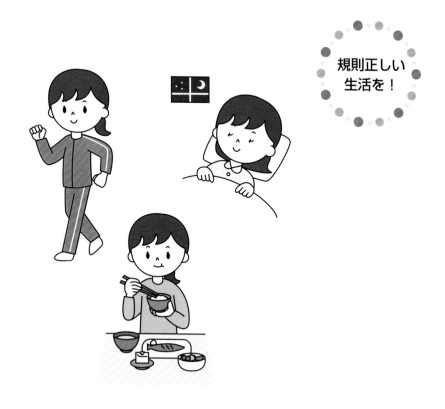

規則正しい
生活を！

## Q₂ 実習前，事前にどんな学習をしておけばよいでしょうか？

## A 老年症候群を中心に学習しましょう。

○ 解説

**事前学習は老年症候群を中心に**

老年看護学実習前には，老年症候群を中心に学習しましょう。老年症候群とは，加齢に伴って心身の機能が衰え，そのことにより身体的，精神的に現れる高齢者に多く見られる症状，疾患の総称です。高齢者に多い症状，疾患は，低栄養，認知症，うつ，尿失禁，視力・聴力障害，転倒・骨折，閉じこもり，脱水，睡眠障害などがあります（要check➡p49「第1部第1章6」）。

よく学生は，高齢者に多い疾患や受け持ち患者さんの疾患というように，疾患だけを学習してくることが多くあります。しかしそれよりも，高齢者に多く見られる症状，疾患を中心に事前学習しておくほうがよりよいです（表1）。

表1 老年症候群の3分類と頻度の高い症状

| 1. 加齢により変化しない症候群（急性疾患症状）<br>　頻度の高い症状 |
| --- |
| めまい，息切れ，腹部腫瘤，下痢，睡眠障害，転倒，骨折，胸・腹水，頭痛，意識障害，感染症，低体温，黄疸，喀血，吐血・下血，リンパ節腫脹，肥満，睡眠時呼吸障害 |
| 2. 前期高齢者で増加する症候群（慢性疾患症状）<br>　頻度の高い症状 |
| 認知症，脱水，麻痺，しびれ，関節痛，骨関節変形，視力低下，かゆみ，便秘，嘔気・嘔吐，体重減少，食欲不振，やせ，浮腫，咳嗽・喀痰，喘鳴，呼吸困難，発熱，腰痛，言語障害 |
| 3. 後期高齢者で増加する症候群（廃用症候群）<br>　頻度の高い症状 |
| 骨粗鬆症，椎体骨折，ADL 低下，嚥下困難，低栄養，貧血，褥瘡，尿失禁，頻尿，せん妄，抑うつ，胸痛，不整脈，出血傾向，難聴 |

**実習前にノートにまとめておこう**

　また，事前学習したことを実習中に振り返り，思い出すためにも，小さなノートにまとめておき，持ち運べるようにするとよいでしょう。学習した老年症候群や，例えば代表的な検査値や略語の意味などをまとめておくのもよいと思います。さらに，ペインスケールや褥瘡発生予測のブレーデンスケール，高齢者総合的機能評価（CGA）（要check➡p37「第1部第1章4」）のためのツールなど，一覧をコピーしてノートに貼っておいてもよいかもしれません。

　学習したことをまとめ持ち歩いていると，気になったことがあってもすぐに確認ができます。気になることをすぐに振り返り，思い出すためにも，自分で事前学習ノートを作成しておくことをお勧めします。

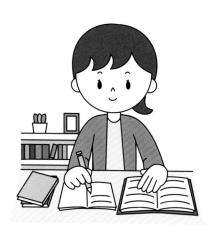

## Q3 実習当日の服装や身だしなみはどのようなものがよいでしょうか？

## A 施設ごとの特徴を考え，実習先にあわせた服装や身だしなみ，態度が必要です。

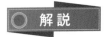 解 説

### 身だしなみの基本

　身だしなみの基本は，相手に清潔感や良い印象を与えるということです。小さな子どもから高齢者まで，すべての人に受け入れてもらえる服装，身だしなみ，態度が必要です（表2）。第一印象の大半を決めるのは，見た目です。ユニホームが汚れていたり，爪が伸びていたりと身だしなみが整っていないと，不信感や不安感を与えてしまいます。学生として良い印象を与えるのは，清潔感のある身なり，動きやすい服装，落ち着

**表2** 身だしなみチェック

| | |
|---|---|
| 全身 | □ 清潔感があり，不快感を与えない |
| | □ 不快な香りがしない (香水や香りの強いものをつけない) |
| | □ アクセサリーはつけない |
| 髪型 | □ 長い髪はまとめ，前髪は顔が見えるようにピンでとめる |
| | □ 髪色は地毛を基本に自然な色にする |
| 顔 | □ 化粧はナチュラルに健康的に見えるようにする |
| | □ 髭はきちんと手入れする |
| 服装 | □ ユニホームは，清潔なものを着用 |
| | □ 名札を忘れずに付ける |
| | □ 下着は目立たないものを選び，透けないようにする |
| 爪 | □ 短く切っておく |
| | □ マニュキュア・つけ爪をしない |
| 靴 | □ 清潔感のあるナースシューズを履く |
| | □ かかとを踏んで履かない |

いた雰囲気がある態度です。相手に受け入れてもらえるような身なりでうかがうことが，実習態度では必要となります。

### 通学時の服装

通学時は，いろいろな人があなたを見ていることを忘れないでください。実習施設に通勤している職員や実習施設の近隣住民に不審に思われるような，印象が良くないような服装や行動は避けましょう。通学時の服装として，スーツを指定している施設や学校もあります。求められる服装を確認しましょう。

また，スーツを指定していない場合でも，穴が開いている服やほつれている服，ジーンズ，ジャージ，丈の短いスカートやお腹が見える短いシャツなど身体の露出が多い服装はやめましょう。さらに，夏場であっても，素足にサンダルといった格好はやめましょう。スーツを指定されていなくても，どの程度の服装がよいのか迷うときには，スーツを着用すると安心です。

### 実習中の服装

実習中の服装は，実習施設によって異なります。病院実習ではユニホームを着用し，白のナースシューズを使用してください。靴下は白です。施設実習では施設によって異なりますが，病院実習と同じくユニホーム，白の靴下にナースシューズを指定されるところもあります。指定がなければ，基本的に動きやすい服装で，派手でないものを着用します。例えば，ジャージの上下，トレーナーとスウェットなどで派手な柄や色でないものを選びます。また，入浴介助の実習がある場合は，Tシャツや短パンなどが必要になることもあります。施設実習では，指定される服装を確認し，準備をしてください。

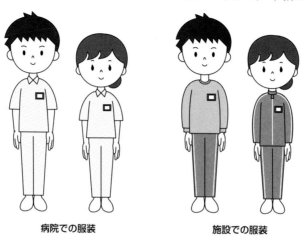

病院での服装　　　　　施設での服装

## Q4　看護技術は何を学習しておけばよいでしょうか？

A　環境整備，オムツ交換，排泄介助，ポジショニング，口腔ケア・義歯の手入れ，認知症高齢者とのコミュニケーション技術などの看護技術を学習しておくとよいです。

### 環境整備

　患者さんにとって病室は，生活・療養の場であり，多くの時間を過ごす場でもあります。病室の環境は，闘病意欲や生活の質（QOL）に影響を与えます。普段の生活であれば，自分自身で行うことができる人が多いですが，入院することで，自分自身で環境を整えることができなくなります。高齢者であれば，なおさらそのような状況になります。高齢者にとって安心・安全に過ごせるように病床の環境を整えることが重要です。

- 高齢者が安全に過ごせるように，転倒・転落などの事故防止に努める
- 清潔が保たれるように援助して，感染予防に配慮する
- 高齢者が快適に過ごせるように，温度や室温，室内の明るさを調整する

### オムツ交換

　高齢者は，加齢や疾病によって低下あるいは障がいされた排泄機能を補うため，または失禁を予防するとともに失禁があっても不快な生活を送らないために，オムツの着用・交換を行うことがあります。排泄物の量や排泄のタイミングなど，状況にあわせたオムツを選択する必要があります。オムツを装着していても，高齢者の日常生活の自立や社会参加ができるように支援していくことが必要です。

- 高齢者の失禁のタイプをアセスメントし，それに応じたケアを実施する
- テープ型，パンツ型，パット型等，高齢者に適したオムツを選択する
- 高齢者は皮膚のトラブルが起こりやすいため，スキンケアを考慮する

### 排泄介助

　排泄は，高齢者にとって最後まで自分で行いたい，他人の手を借りたくない，という自立していたい行為です。そのため，羞恥心や尊厳に留意しながらケアをする必要があ

ります。高齢者自身の排泄に対する希望，介助状況を考慮した排泄手段を考える必要があります。安全なトイレ移動，安心して排泄できるような環境を整えることが必要です。

- 床上排泄での介助の方法
- ポータブルトイレでの排泄介助の方法
- 車いすトイレでの排泄介助の方法

## ポジショニング

　ポジショニングとは，活動目的にあわせた体位・姿勢をクッションや枕を用いて安全・安楽に保持することです。良肢位を保持するだけでなく，褥瘡を発生させないために体圧を分散させることも重要です。高齢者は，皮膚の脆弱，栄養状態の不良から褥瘡を発生しやすいため注意が必要です。

- 高齢者の誤嚥防止のための食事時のポジショニング
- 臥床時のポジショニング
- 座位・車いす時のポジショニング

## 口腔ケア・義歯の手入れ

　高齢者は，加齢に伴い，嚥下反射や咳嗽反射が低下します。それにより，誤嚥を起こし誤嚥性肺炎を発症することが多いです。また，唾液の分泌の低下により口腔内が乾燥し，細菌感染を起こすこともあります。誤嚥の予防，細菌感染の予防のためにも，口腔ケア・義歯の手入れは必要です。義歯の手入れを不十分にすると，病原体が繁殖し口内炎や誤嚥性肺炎など感染の原因となります。

- 口腔内・義歯の状態を観察し，状態を判断する
- 高齢者にあわせたブラシを使用する
- 義歯は毎晩，水に入れた容器に入れ，週に2～3回義歯洗浄剤を使用する
- 咳嗽時には誤嚥に注意する

## 認知症高齢者とのコミュニケーション技術

　リアリティオリエンテーション，回想法，ユマニチュード，タクティールケアについては，事前に準備しておくことをお勧めします（要check➡p112「第1部第4章1」）。

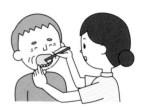

# Ⅱ 実習中の動き

## Q5 高齢者への挨拶はどうすればよいでしょうか？

## A 高齢者の視聴覚機能の低下にも配慮した挨拶を行ってください。

### ◎ 解説

**高齢者の状況を理解する**

挨拶は高齢者とコミュニケーションをとる，関係性を築くためのツールです。しかし，高齢者は難聴や視力低下，認知症のある人もいるため，伝えることが難しく，挨拶でつまずき，コミュニケーションのきっかけがわからずに悩んでしまう学生もいます。高齢者の状況を理解し，気持ちよく挨拶してみましょう。高齢者に寄り添ったコミュニケーションにつながるでしょう（要check➡p43「第1部第1章5」）。

**挨拶のはじめ**

挨拶は礼儀の基本です。挨拶ができるかできないかで常識があるかどうかを判断され，印象も変わります。高齢者の視聴覚機能に配慮し，ゆっくり大きな声ではっきりと挨拶をしましょう。また，名札などを見せて名前を伝えることも必要になるかもしれません。高齢者の視力低下を考慮し，名札の字は大きく書いておきましょう。

基本ではありますが，上からではなく目線をあわせた姿勢，表情に気をつけて，身だしなみにも気を配り，笑顔で挨拶することを心がけてください。

**コミュニケーションのきっかけ**

挨拶は大切なコミュニケーションのツールであり，挨拶をきっかけにコミュニケーションを始めることができます。初めから上手にコミュニケーションを図ることは難しいことです。しかし，毎日挨拶を続けることによって，コミュニケーションのタイミングを見つけることができるようになります。コミュニケーションのきっかけをつくるた

めに，高齢者と出会ったときには毎日，挨拶をすることが大切となります。

　高齢者とうまく関係性を築くには，挨拶を積極的にすることです。挨拶をすることで，学生が高齢者に対して「相手を認めている」ことになり，挨拶を返されることで，高齢者が学生を「相手を認めている」ことになります。お互いを認めることにより，信頼関係を築くきっかけになります。

**高齢者に寄り添ったコミュニケーションのポイント**

　高齢者に寄り添ったコミュニケーションをとるためには，次のような点に気をつけるようにしましょう。

- 沈黙を恐れずコミュニケーションをとる
- 高齢者の行為や言葉を否定しない
- 言語的コミュニケーションのみに頼らず，身振り・手振りなど非言語的コミュニケーションを活用する
- 高齢者との約束は守り，軽視しない
- 高齢者が生きてきた時代背景，価値観を尊重し，偏見をもたない

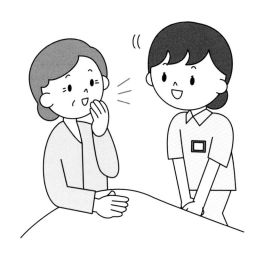

## Q6 高齢患者さんから情報収集するときに留意することは何でしょうか？

A　コミュニケーションのとり方に注意する，生活歴などを知る，強みを発見する，在宅時の情報をしっかり収集する，多職種チームメンバーの記録を見逃さない。このようなことに留意してください。

### ◯ 解説

**一方的な情報収集にしないように**

Q5の解説で示した，高齢者に寄り添ったコミュニケーションのポイントを参考にして，情報収集を心がけて行ってください。学生が情報をとるためという目的で，一方的に患者さんに話しかけたり，脈絡もなくほしい情報だけを聞くようなコミュニケーションをすることがありますが，これは避けてください。高齢の患者さんに対して失礼ですし，内容によっては混乱をきたしたりする可能性があります。

なお，情報収集にあたっては，電子カルテなどから情報を得ることも必要ですが，患者さんを観察し，コミュニケーションをとって情報収集をすることのほうが，より大切であることは憶えておいてください。

**生活歴**

看護の対象である高齢者を知って理解するためには，その患者さんが生きてきた歴史，生活歴を知る必要があります。生きてきた時代背景をもとに，その人の現在の生活習慣，家族関係，大切にしていること，価値観などが築き上げられています。長い人生を歩んできた高齢者には，この築き上げたものが個々の経験の蓄積として反映され，今ここで生きている高齢者としての振る舞いや個性となっています。患者さんの生活歴を知ることで，その人の個別ケアに必要な情報を多く得ることができ，ケアに活かすことにつながるのです。

**強み**

高齢者にとっての強みは，今まで生きてきたなかで獲得してきた個々の経験による知識や，自分自身で生活が維持・継続できてきた力や自信から生まれるものです。その強

みは，経験の違いによりそれぞれ異なります。その人のもつ強みを知ることにより，その人の強みを活かした生活が送れるよう支援していく方法を見つけるができます。そのため，看護の対象である高齢者の強みを知ることが必要となります。

**在宅情報**

高齢者は，疾病や入院などによる身体や環境の変化をきっかけに ADL や認知機能の低下をきたすことが多く，疾病が完治したからといって元の生活に戻ることは難しいです。そのため，入院早期から，本人の身体的状態の変化や入院前の在宅での暮らしぶりを知ることが必要です。また，自宅の構造や生活動線，家族状況，介護力，本人・家族の思いや今後の意向について早くから情報を得ておくことで，退院支援がスムーズに進みます。退院支援に向けてのサポートを充実させるためには必要な情報です。

**多職種チームメンバーからの情報収集**

高齢者の支援には，多職種との連携，チームアプローチが必要です。それぞれの専門職種が専門的な視点から情報を得ています。また，その専門職にしか伝えていない高齢者の思いなど，他職種が知らない情報も得ていることもあります。多職種連携を行うには情報共有することが必須ですし，新たな情報もあるかもしれませんので，看護師以外の多職種の記録などを注意深く見ておく必要があります。

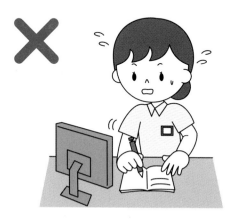

電子カルテからの
情報収集だけではダメ！

# Q7 既往歴はすべて調べる必要がありますか？

**A** すべての既往歴を調べることが前提ですが，まずは現在アクティブな問題を中心に，慢性疾患の発症時期や疾患のステージ，疾患の管理ができているかなど調べる必要があります。

## 解説

### 既往歴の把握は重要な情報となる

入院したときには必ず，今までにかかったことのある病気の有無について尋ねます。既往歴は入院時には必要な情報です。今回入院したこととは直接関係ない病気であっても，把握しておかないと高齢者は思わぬ合併症を引き起こす危険があります。既往歴の把握は，高齢者にとって重要な情報の一つといえます。

### 慢性疾患の人の既往歴

高齢者は複数の慢性疾患をもち，長期にわたり治療や病気の管理をし，疾病や症状，障がいとの折り合いをつけながら生活している人が多くいます。このように複数の疾患をもつ高齢者の心身の状態を把握することは難しく，どうとらえたらよいのか悩みます。そのようなときには，まずそれぞれの疾患がいつ発症したのか，その疾患がどのステージなのか，または疾患の管理ができているのかを確認しておく必要があります。

高齢者は，多い人だと10以上の複数の慢性疾患をもち，何から調べてよいか迷うと思います。高齢者は思わぬ合併症を引き起こす可能性があるため，すべての既往歴を調べることが前提ですが，まずは，治療継続中の疾患や，入院目的の疾患と関連性のある疾患から調べていくとよいでしょう。

### 病みの軌跡

病みの軌跡理論では，慢性の病気は長い時間をかけて多様に変化していく一つの行路をもつと考え，病みの行路は，方向を定めて管理することが可能であり，適切に管理すれば，症状をコントロールでき，安定を保つことも延長することもできるとされています（要check➡p140，図7）。

　複数の慢性疾患がある高齢者においては，慢性疾患がどのような時期や局面にあるのか，どのような軌跡をたどってきたのか，あるいは今後たどるであろう経過を念頭に置いておくと，疾患の管理や援助の手助けとなります。患者さんはどのような慢性疾患をもっているのか，それぞれの疾患がどのような時期や局面にあるのか，整理しておきましょう。

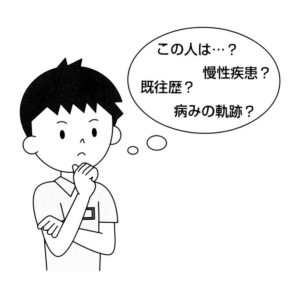

# $Q_8$ 薬がたくさんありますが，すべて調べたほうがよいでしょうか？

## $A$ ポリファーマシーの課題や薬剤の生活への影響，検査データへの影響を確認するために，すべての薬剤を調べてください。

### ◉ 解説

#### すべて確認することが必要

　高齢者になると複数の疾患を抱える人が増え，それらの治療のために何種類もの薬が一緒に処方されることが多くあります。また，身体機能の低下により，若い頃と比べて薬の効果などに変化が起こり，副作用が出現することも多々あります。そのため，高齢者が服用している薬はすべて調べ，確認しておくことが必要となります。

#### ポリファーマシーの課題

　高齢者にとって，ポリファーマシー（多剤服用や多剤併用）は重要な課題です（要check➡p8）。ポリファーマシーは，単に服用する薬剤数が多いだけでなく，それに関連して薬物有害事象のリスク増加，服用過誤，服薬アドヒアランス低下などの問題につながる状態であり，高齢者に起こりやすい状況です。未然に防ぐためには，ポリファーマシーに関連する問題を評価する前に，高齢者の状態把握，背景などを総合的に評価することが求められています。総合的に評価するためにも多職種で情報を共有し，協議する必要があります。多職種連携がポリファーマシーの対策となるため，看護師自身も，高齢者の状態把握と薬の服用との関連性を把握しておくことが重要です。

#### 薬剤の生活への影響

　高齢者に起きやすい薬の副作用の一つが，ふらつき・転倒です。高齢になると筋力や感覚機能が低下し，睡眠薬のような筋弛緩作用のある薬や，降圧薬のようなめまい・ふらつきが起きやすい薬を服用することで，身体を支えきれずに転倒することがあります。さらに，高齢者は骨粗鬆症であることが多く，転倒によって骨折をきたしやすく，寝たきりとなり，場合によっては寝たきりが認知症につながる可能性もあります。また，これら以外にも，副作用によって物忘れやうつ，せん妄，食欲低下，便秘，排尿障

害などが起きやすくなるため，注意が必要です。

　このように，高齢者の場合，薬の影響によって転倒し骨折を起こしたりして，生活に支障をきたすことが十分にあるため，服用している薬剤を把握しておくことが必要です。

### 検査データへの影響

　検査データに影響を与える薬もあります。例えば，糖尿病薬で血糖値を下げている場合，当然ながら，検査データもその影響を受けた数値になります。このように，薬によっては検査データに影響を与える可能性があることを意識し，どのような薬を服用しているのかを把握しておくことが必要です。特に高齢者の場合，薬を肝臓や腎臓で分解・代謝する能力が加齢に伴い低下し，副作用が起こりやすいので注意が必要です。

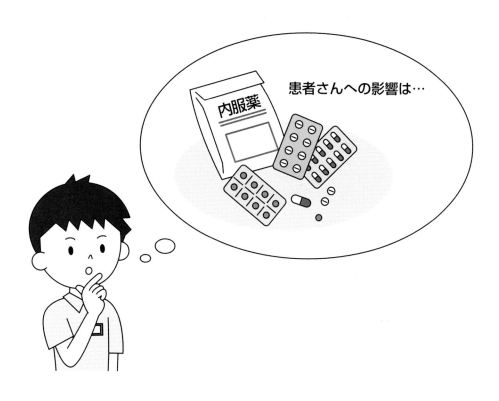

## Q9 看護師以外の職種の人に質問してもよいでしょうか？

**A** 看護師以外の職種の人に質問しても問題ありません。ただし，病院・施設によって，質問するための手続きが必要なことがあるので，教員や実習指導者に確認をしたうえで質問するようにしましょう。

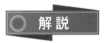

**多職種協働**

　近年，医療現場では，多職種協働（inter-professional work：IPW）といって，一人の患者さんの治療・ケアに多職種が協働してあたることが重要とされています。IPWとは，複数の領域の専門職者が各々の技術と役割をもとに，共通の目標を目指す協働のこととされています。高齢者は入院によってADLが低下したり，栄養状態が低下したり，介護サービスの調整が必要になったりと，医師や看護師以外の職種がかかわる状況が多くあります。そのため，担当する患者さんを通してどのような職種がかかわっているのかを理解し，そのうえでそれぞれの職種の人がどのような目的・役割で患者さんに

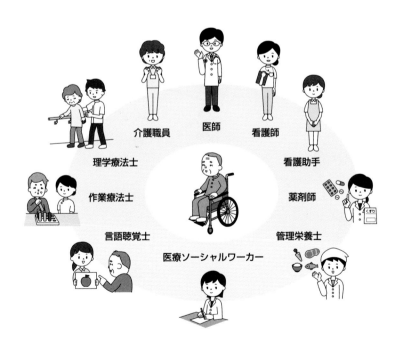

介護職員　医師　看護師　看護助手　理学療法士　作業療法士　言語聴覚士　医療ソーシャルワーカー　薬剤師　管理栄養士

かかわっているのか，積極的に質問していきましょう。

### 実習先で出会う他職種の役割

看護師，医師，介護職員以外に，老年看護学実習時によく出会う他職種の役割について表3にまとめたので，確認しておくとよいでしょう。

**表3** 他職種のそれぞれの役割

| 職　種 | | 役　割 |
|---|---|---|
| 薬剤師 | | 薬剤師は，処方箋に基づく調剤や患者さんへの服薬説明を行うほか，医療用医薬品から一般用医薬品まで薬を販売することもできます。高齢の患者さんの場合は，ポリファーマシーの相談や，薬の管理がしやすいように一包化などを行うこともあります |
| セラピスト | 理学療法士（PT） | けがや病気などで身体に障がいのある人や障がいの発生が予測される人に対して，基本動作能力の回復や維持及び障がいの悪化の予防を目的に，運動療法や物理療法などを用いて，自立した日常生活が送れるよう主に運動機能を支援しています |
| | 作業療法士（OT） | 身体または精神に障がいのある人，またはそれが予測される人に対して，その主体的な生活の獲得を図るため，諸機能の回復・維持及び開発を促す作業活動を用いて治療・指導及び援助を行う専門職です。認知機能への専門性も高く，高齢者に対して，食事動作や排泄動作など認知機能を含め，さまざまな生活機能の回復を支援しています |
| | 言語聴覚士（ST） | 言葉によるコミュニケーションに問題がある人に専門的サービスを提供し，自分らしい生活を構築できるよう支援する専門職です。また，摂食・嚥下の問題にも専門的に対応します |
| 管理栄養士 | | 病気を患っている人や高齢で食事が摂りづらくなっている人，健康な人，一人ひとりにあわせて専門的な知識と技術をもって栄養指導や給食管理，栄養管理を行います |
| 医療ソーシャルワーカー（MSW） | | 保険医療機関において，社会福祉の立場から患者さんやその家族の抱える経済的・心理的・社会的問題の解決，調整を援助し，社会復帰の促進を図る業務を行います |
| 看護助手 | | 看護チームの一員として看護補助業務を行います。看護助手の仕事は医療器具の洗浄や消毒，診察台のシーツ交換などの診察の準備や，病棟のベッドメイキングなど環境を整えたり，入院患者さんの食事の配膳・下膳をします。また，状態が落ち着いている患者さんの着替えの手伝いや排泄介助，オムツ交換，入浴の介助を行います。検査時の移送なども行います。看護師とともに，決められた時間ごとに体位を変えて褥瘡を予防したり，独り歩きに不安のある患者さんの介助や車いすの手配・操作をすることもあります |

## Q10 家族へのアプローチはどのようにしたらよいでしょうか？

**A** 高齢者の看護をするうえで，家族からの情報は重要です。また，介護にかかわっている家族を支えることも大切になります。上手にコミュニケーションをとりましょう。

### ◎ 解説

**家族へのアプローチは欠かせない**

老年看護では，認知症などを患っている患者さんも多いことから，家族からの情報を得ることも看護をするうえで重要です。また，高齢者が在宅で療養していくうえでは，介護にかかわっている家族をいかに支えるかということも看護の課題となります。こうしたことから，老年看護において家族へのアプローチは欠かせません。

> アプローチの例：
> - 入院中の〇〇さんの生活リズムを整えるかかわりを考えたいと思うので教えていただきたいのですが，〇〇さんはご自宅ではどのように一日を過ごされていましたか？
> - 〇〇さんは何がお好きですか？　どんなことをされるのが得意でしょう？
> - 〇〇さんの介護で困っていることはありませんか？
> - 〇〇さんの介護で相談したり，サポートしてくれる人は近くにいますか？　など

**まずは自己紹介から**

家族の面会時には，まずはしっかり自己紹介をして，話をうかがうのがよいでしょう。実習指導者や教員と相談のうえ，アプローチをしていきましょう。

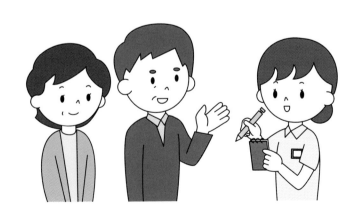

## Q11 受け持ち患者さんが体調不良で話せないときはどう過ごしたらよいでしょうか？

## A 患者さんの状態にあわせて，可能な範囲で観察やケアに参加していきましょう。

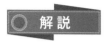

### 体調や疲労の程度をよく観察する

　入院している高齢患者さんは，疾患による身体症状はもちろんですが，体力も低下していることが多いため，リハビリテーションや入浴などの清潔ケアを行うことにも疲労を感じやすくなっています。体調や疲労の程度をよく観察し，コミュニケーションをとってよいかどうか確認しましょう。

### 看護師と一緒に訪室してみよう

　話をすることも難しい場合であれば，病状によっては重度のこともあります。まずは実習指導者や教員に，どのように実習を進めるのがよいか相談しましょう。そして，可能であれば看護師が検温やケアをする際に一緒に訪室して，観察から得られる情報をしっかりと確認し，患者さんの負担を最小限にしながら，看護師と一緒にケアにあたることからかかわりをはじめてみましょう。

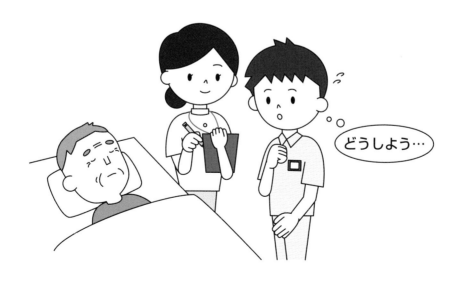

どうしよう…

## Q12 患者さんから住所を尋ねられたり，おやつなどを手渡されたらどうしたらよいでしょうか？

## A 個人情報は教えられないことを伝えます。おやつもお断りしましょう。

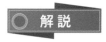 解 説

**実習であることをしっかりと伝える**

　住所については，尋ねられている理由を確認したうえで，必要であれば学校の住所は伝えてもよいでしょう。自宅の住所や個人の電話番号などは伝えることができないことをはっきりと伝えましょう。

　おやつについても，看護学生として実習で来ているためにいただけないことをはっきりと伝える必要があります。

**関係性が悪くなるのでは…**

　住所を伝えない，おやつを受け取らないなどによって，患者さんとの関係性が悪くなるのではないかととても気になるかもしれませんが，一度うやむやにして受け取ってしまったりすると，その後も次々に渡されるようになることも少なくありませんので，はじめの対応がとても大切です。

　それでも，断ることが難しかったり迷ったりした場合は，実習指導者や教員にすぐに相談しましょう。患者さんに「内緒にしてね」と言われて何か話された場合等であっても，同様に実習指導者や教員に報告する必要があります。

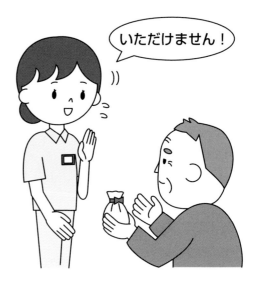

いただけません！

# $Q_{13}$　受け持ち以外の患者さんからお願い事をされたら，どうしたらよいでしょうか？

## A

患者さんには，看護学生であるためお手伝いすることが難しいことを説明し，病院の看護師に伝えると話します。また，看護師には必ず伝えるようにします。

### 解説

**大きな事故につながる可能性も…**

　複数の患者さんが入院している総室では，自身が担当している患者さん以外から，「お茶を汲んできてほしい」や「トイレに行きたい」などと頼み事をされることもあると思います。「お茶を汲むぐらいなら」と思うかもしれませんが，患者さんには水分制限があったり，とろみのあるものしか飲めない場合もあります。学生が勝手に行動することで，大きな事故につながることもあるので，注意が必要です。

**断り方**

　受け持ち以外の患者さんから頼み事をされたようなときには，実習生であるため，自身がお手伝いすることが難しいこと，そして病院の看護師に伝えることを説明して，看護師につなぎましょう。緊急の場合はナースコールで呼ぶことも必要です。

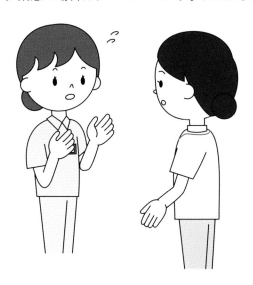

## Q14　経過の長い患者さんの情報収集はどのようにするのがよいでしょうか？

## A

まずは，患者さんの現在の症状や徴候，方針を確認します。その後，これまでの経過などを実習指導者に相談しながら確認していきましょう。

### ◯ 解説

**現在の症状や徴候，方針をおさえる**

高齢者は入院中に病状の悪化を繰り返したり，他の病気を発症したりして，経過が長くなる場合があります。しかし，経過が長くても，最も詳細にとるべき情報は，現在の症状や徴候と方針です。まずはそこをおさえておきましょう。

さらにいうならば，現在の病期はどの時期か，どのような治療方針か，リハビリテーションの見通しはどうか，自宅へ退院ができそうか，介護サービスの調整が必要かなど，退院への見通しを確認しましょう。

**実習指導者に相談する**

これまでの長い経過の把握をしたい場合，実習指導者に相談してみるのもよいと思います。カルテのどこに，どのような情報があるかは病院によって違います。あてもなくただ時間を費やすよりも，「こんな情報をとりたいけれども，どこを見ればよいですか」と目的を伝えて聞いてみましょう。病院によって，定期的なカンファレンスや，病棟移動の際に経過のサマリー（要約）が書かれていることがありますし，家族へのインフォームドコンセントの記録のなかで経過を見て取れることもあります。

**記録を確認する**

熱型表や検査データの経過をみて，データが異常になっていたり，頻回にバイタル測定や検査をしたりしているところがあれば，病状の変化があるところでもあります。そうした変化をみつけて，前後の記録を確認してもよいと思います。

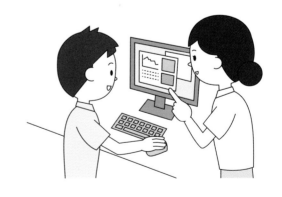

# Q15 嚥下障害のある人の食事介助はしてよいでしょうか？

**A** 実習指導者や教員に相談してみましょう。許可を得られたら，ぜひチャレンジしてみてください。

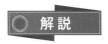 **解説**

**嚥下機能の状態を確認する**

　受け持ちの患者さんの嚥下機能の状態について学習したうえで，実習指導者や教員に相談してみましょう。「してよい」という判断がされれば，食事介助を行うことは可能です。

　嚥下障害もレベルがそれぞれですし，誤嚥性肺炎の項目でも解説したように，誤嚥を起こす理由は，嚥下機能の低下以外にもたくさんあります（要check➡p135「第1部第4章4」）。それらをすべて考慮しながら，食事介助をすることが大切です。

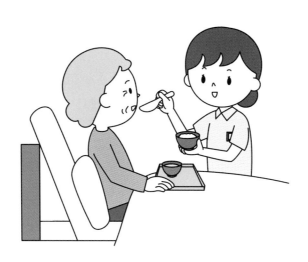

## Q16 話が終わらない患者さんへの対応はどうすればよいでしょうか？

**A** 患者さんが満足できるように，患者さんの話に共感を示しながら傾聴します。時には話を切り上げることも必要です。

○ 解説

**信頼関係を築くうえでも大切ではあるが…**

　高齢者のなかには，ついつい話が長くなってしまう人がいます。受け持ち患者さんとのコミュニケーションは，信頼関係を築くうえでも大切なことです。ただ，1回のコミュニケーションやケアの時間に制限があることもありますし，他に行わなければならないケアなどがあれば，話を切り上げることも必要です。そのようなときのためにも，話が長くなりがちな患者さんと上手にコミュニケーションをとるコツをおさえておきましょう。

**傾聴する姿勢を示して患者さんの満足度を高める**

　まずは，患者さんに「聞いてもらえた」という満足感をもってもらうことが大切です。そのためには，「それはつらいですよね」などと，患者さんの言った言葉を繰り返しながら共感を示すのもよい方法です。また，患者さんの話がまとまらず，混乱していると感じたときは，話の合間で「○○ということですね」など，要点を整理するようにしてみることも必要です。

**上手に話を切り上げる**

　話が長くなることがあらかじめわかっている場合は，はじめに「○時頃までお話をうかがわせていただきます」などと時間を決めて，患者さんとコミュニケーションをとってもよいでしょう。切り上げる際には，「そろそろ時間なので失礼します」と正直に伝えてもよいと思います。このとき，患者さんの表情や返答から「関係性が崩れるのでは？」と不安を感じたら，教員や実習指導者にすぐ相談してみましょう。

# Q17 カンファレンステーマはどのように決めればよいでしょうか？

**A** あなた自身が困ったり，迷ったりしていることをそのままテーマにするのがよいでしょう。

**自身の困りごとなどをテーマにする**

　学生カンファレンスは，患者さんにより良い看護をするために，複数名のチームで検討するものです。「どうしてよいか困っていること」や，「看護計画を立案してみたが，他にできるケアはないのか」など，あなた自身が困ったり，迷ったりしていることをそのままテーマにするのがよいでしょう。そうした悩みや迷いを共有することで，共に実習に臨んでいる学生とも学びを共有することができます。

**老年看護学実習時によく取り上げられるカンファレンステーマ**

　参考までに，老年看護学実習の際によく取り上げられるカンファレンステーマについて紹介します。

---

- 難聴の患者さんとのコミュニケーションをどうしたらよいか
- 患者さんに，施設に入所することについてどう思っているか聞きたいが，どう切り出したらよいかわからない
- 水分制限が守れない患者さんにどのような看護をしたらよいか
- 服薬管理が難しい患者さんについて，退院に向けてどのような工夫をしたらよいか
- 清潔ケアを嫌がる患者さんへの対応について
- 退院時に患者さんに渡すパンフレットを作成してみたが，意見が欲しい　　　など

---

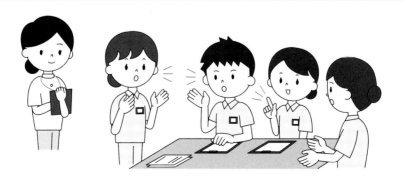

## $Q_{18}$ 身体拘束されている患者さんを受け持っていますが，拘束を外してコミュニケーションをとったりケアをしてもよいですか？

**A** 一時的であっても身体拘束を解除させることができるのか，患者さんをアセスメントしましょう。そのうえで，患者さんの身体拘束を一時的に解除したうえで看護を実践したい，コミュニケーションをとりたいということを実習指導者や教員に話し，相談してみてください。

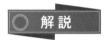

### 身体拘束とは

　身体拘束にもさまざまな理由や種類があります。点滴やチューブ類を無意識に抜こうとしたり，他者への迷惑行為ととらえられるような行動を繰り返す人を車いすやベッドに抑制帯等で拘束する場合や，自分でベッドから降りられないようにベッド柵で囲む，落ち着かせるために過剰な向精神薬を服用させる，といったことが身体拘束にあたります。

　2000年4月に始まった介護保険制度により，高齢者が利用する介護保険施設などでは身体拘束は原則禁止となっており，「身体拘束ゼロ」に向けたさまざまな取り組みによって，多くの介護保険施設では身体拘束はほとんどなくなりました。しかし，治療の場である病院等では，点滴投与やドレーンチューブの管理，転倒予防などの観点から，いまだ身体抑制がやむを得ず行われている場合も少なくありません。

### 受け持ち患者さんが身体拘束されていたら…

　身体拘束は，人権擁護の観点からも課題がありますし，高齢者のQOLを損なうリスクも指摘されていることなどを講義で学んできた学生の皆さんは，受け持ち患者さんが身体拘束をされていたら，戸惑うことになるでしょう。

　身体拘束は決して望ましい状況とはいえませんが，はじめから否定的にとらえるのではなく，まずは「なぜこの患者さんには身体拘束が必要なのか？」ということを考えてみてください。

　介護保険指定基準の身体拘束禁止規定には，「サービスの提供にあたっては，当該入

所者（利用者）又は他の入所者（利用者）等の生命又は身体を保護するため緊急やむを得ない場合を除き，身体的拘束その他入所者（利用者）の行動を制限する行為を行ってはならない」とあります。つまり，切迫性と非代替性，一時性という「緊急やむを得ない場合」の3要件をすべて満たしたときにのみ，身体拘束が一時的に行われる場合があります。まずは，自身の受け持ち患者さんがこの3要件に当てはまる状態であるかどうかを考えてみましょう。

　そのうえで，「身体拘束を解除できる方法や条件はどのようなものなのか？」「どのような状況を担保できれば，一時的であっても身体拘束を解除させることができるのか？」を，患者さんの心身の状態を丁寧にアセスメントすることから考えてみてください。アセスメントをしたうえで，自分がこの条件を担保する環境を保つことができると考えた場合は，患者さんの身体拘束を一時的に解除したうえで看護を実践したい，コミュニケーションをとりたいということを，実習指導者や教員と相談してみてください。

　あなたのアセスメントが適切であり，安全が確保されると認定された場合は，教員や実習指導者の見守りのもとで，一時的に患者さんの身体拘束を解除する看護を実践できると思います。そしてその状況を丁寧に評価し，積み重ねていきながら，臨床現場へも情報提供していくことによって，将来的には患者さんの身体抑制が全面的に解除となる可能性もあります。

　まずは，「なぜこの患者さんに身体拘束が必要なのか」をしっかりアセスメントすることから始めてみてください。

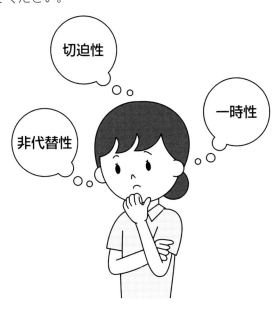

**患者さんからセクハラ・パワハラを受けたときには
どうしたらよいでしょうか？**

**A** 学生自身が一人で抱え込んでしまっては，さらに被害が大きくなる可能性
もあります。屈辱，苦痛，不安といった感情が生じた場合は，すぐに教員
や実習指導者に相談するようにしましょう。

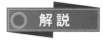

**臨地実習の場で想定されるセクシャルハラスメント**

　臨地実習という場面で考えられるセクシャルハラスメントとは，患者さん本人の意図
にかかわらず，相手側である学生が人権を傷つけられたと感じるような性的な内容の発
言や性的な行動を患者さんが行うことにより，それを受けた学生が不快な感情を抱き，
脅威や屈辱感，不利益を被る感情を抱くに至る行為です。例えば，訪室するたびに学生
に対する性的な特徴について話したり，必要以上に学生の身体に触れようとすることな
どが想定されます。

**臨地実習の場で想定されるパワーハラスメント**

　また，臨地実習の場面で考えられる学生が受けるパワーハラスメントは，患者さん本
人が意図しているか否かにかかわらず，患者さんが受け持ち患者と学生という関係性と
立場を利用して，適正な範囲を超えて不適切な言動や指導，処遇を行うことによって，
受け手である学生が脅威や屈辱，不安や苦痛を感じるに至る行為です。例えば，自分は
受け持ち患者を引き受けているのだから，多少理不尽なことを学生に発言してもよいと
考えて罵声を浴びせる，お手伝いのように必要以上に身の回りの世話を押しつけると
いった行為が想定されます。

**患者さんのハラスメントへの対応**

　患者さんのなかには，もともとの性格や疾患の後遺症などから自分の感情をコント
ロールできない人がいる場合もあります。高次脳機能障害のある患者さんや前頭葉の障
がいを抱える患者さんは，脱抑制という状況にあり，通常であれば抑えられる自分の欲
求が抑えられないことがあります。通常，このような患者さんを受け持つ場合は事前に

教員や実習指導者から注意が示唆されることがありますが，相手が「学生さん」だからという気持ちから，学生側がセクシャルハラスメントやパワーハラスメントと感じるような言動を患者さんが行うことも可能性としては考えられます。

　本人の意図にかかわらず，受け手が屈辱，苦痛，不安といった感情になる場合には，ハラスメントが生じていると考えます。前述のような感情を患者さんとのかかわりのなかで感じた場合は，すぐに担当教員や実習指導者に相談するようにしましょう。ハラスメントは，周囲からは見えないところで発生することがほとんどです。学生自身が一人で抱え込んでしまっては，さらに被害が大きくなる可能性もありますので，「何か不快に感じる」や「こんなことまでしなければならないのか？」といった気持ちが生じた場合は，すぐに相談するようにしましょう。

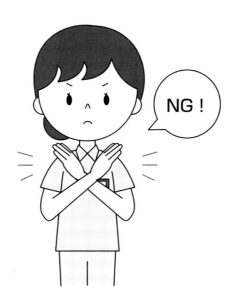

## Q20 認知症の人からどのように情報収集したらよいでしょうか？

**A** 患者さんの認知機能のレベルによって，得られる情報は変わります。患者さんの状態を把握し，患者さんにあわせたコミュニケーションをとって，情報を得ることが大切です。

### ● 解説

**認知機能を把握するためには**

認知症の患者さん本人からどの程度の情報を得られるかは，認知機能レベルによって大きく変わってきます。まずは，その人の認知機能レベルがどの程度なのかを客観的に理解・把握することが大切です。HDS-R（改訂長谷川式簡易知能評価スケール）やMMSE（ミニメンタルステート検査）といった認知機能評価の結果に頼るだけではありません。日々患者さんとコミュニケーションをとるなかで，学生の皆さんが見当識や短期記憶保持力を確認することが，その人の現在の認知機能を把握することに大いにつながるということを理解しておいてほしいと思います。

また，患者さん本人からはなかなか情報が得られない場合でも，看護師や担当しているセラピストに患者さんの普段の様子を確認することによって，ADLやできること・できないことについての正確な情報が得られます。さらに，電子カルテなどにある入院前の生活や介護に関する情報を入手しておくと，患者さんの人となりや生活背景を想像しながらコミュニケーションをとることができますので，とても大切です。

**認知症のある患者さんから情報収集するコツ**
**①重度の認知機能低下がある人からの情報収集（HDS-R 9点以下の人）**

認知機能が著しく低下していても，その人が声に出す言葉にはその人の今の思いや気持ちが現れています。同時に，表情やしぐさ，行動などからもそのときの思いを把握できるので，継続して表情やしぐさ，行動を観察し続けることは重要な情報源となります。

例えば，これまでの職業についての情報があった場合は，その職業に関することを問いかけてみましょう。遠隔記憶は長く維持されていることが多いので，昔の仕事や自分が活躍していた時代のことについては，声に出して話してもらえるかもしれません。はっきりと明確な情報は得られなくても，その人が活躍していた時代背景やもっている能力，強みなどを知ることができるでしょう。

### ②中等度の認知機能低下のある人からの情報収集（HDS-R 15点程度までの人）

　学生の皆さんにとって，中等度の認知機能低下のある人からの情報収集が，もしかすると最も難しいと感じられるかもしれません。いろいろと話してくれるけれど情報の時系列がちぐはぐだったり，こちらからの問いかけとは関連しない内容の返答があったり，何度も同じ話をしてこちらが聞きたい情報を得ることがなかなか難しいと感じることも多いでしょう。そのようなときは，皆さんが知りたい情報は何のために必要なのかということに立ち返ってください。

　患者さんからの情報は，皆さんの記録用紙を埋めるためのものではありません。その患者さんの背景や強み，特性，生きてきた歴史を知ることで得た情報は，患者さんとより良い関係を築き，看護に活かすためのものです。情報収集のために意気込んでコミュニケーションをとろうとしても，そのときに知りたいと思っていた正確な情報はなかなか得られないことが多いでしょう。しかしながら，患者さんが繰り返し話すことは，そのときに患者さんが最も自分という人間を表現するための大切な情報ととらえるべきです。その話の内容にうなずき，じっくりと話を聞いて適切な問いかけをすることで，さらに情報を得ることが可能になるかもしれません。まずは，患者さんが描いている世界を共に想像し経験しながら，その過程で新たな情報を得る糸口を探してみましょう。このように書くと難しく感じられるかもしれませんが，何よりも患者さんに興味をもって，心から「あなたを知りたい」という姿勢で向き合うことが大切です。

### ③軽度の認知機能低下のある人からの情報収集（HDS-R 20点前後の人）

　軽度の認知機能低下のある人，軽度認知障害のある人は，自身も記憶力低下を気にしていることが多く，「自分が物忘れをしている」という不安を抱えていることが少なくありません。そのような患者さんの気持ちに配慮し，自分が情報を得たいという思いをもちすぎず，今，患者さんがどのような思いでいるのかという気持ちを汲み取りながら「情報収集のためのコミュニケーション」にならないように心がけることが大切です。

　軽度認知障害の場合は，何気ない会話のなかで記憶をたどることができたり，その逆で物忘れをしていることに気づいた焦りで何も思い出せなくなったりすることもあります。まずは心地よく感じてもらえるような会話を心がけながら，患者さんが思い出しやすそうな事柄，遠隔記憶からたどりながら患者さんの生活歴を聞きつつ，少しずつ今の時間に戻っていくような対話をしてみてはどうでしょうか。患者さんも昔の思い出は記憶が保持されていることが多いですし，そこから脳機能を活性化させながら，少しずつ今の思いや暮らしについての話につなげていくということを意識してみてください。

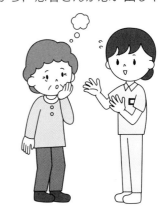

**臨地実習の記録やレポート，評価等について**

## Q21 日々の振り返りの記録にはどのようなことを書けばよいでしょうか？

**A** 臨地実習において実施した看護援助実践の評価や課題，患者さんとのかかわりのなかで感じたこと，学んだことについて，事実に基づいて自分の考えをまとめます。

### ◎ 解説

**記録することで学びや気づきを得る**

　日々の振り返りの記録は，学校ごとに求められる内容には差異があると思いますが，基本的には，記録を書くという行為は，その日その日の臨地実習における自分の患者さんとのかかわりや看護実践を振り返り，何が課題であったのか，何がよかったのか，次の日からはどのように行動すればよいか，ということを考える機会になります。日々めまぐるしく過ぎていく臨地実習での学びや気づきを記録に残していくことはとても重要です。

**実習指導者や教員にあなたを理解・評価してもらうツールになる**

　記録は，実習指導者や教員に自分の理解していることや考えていることなどの思考を理解してもらうためにも貴重なツールとして考えてください。実践が今一つうまくできなかったな，実習指導者や教員に口ではうまく考えたことが伝えられなかったな，と感じる場合であっても，日々の記録で丁寧にその課題を振り返り，次の日にどのように工夫しようと考えるのかといったことを文字化することによって，実習指導者や教員は，あなたが今日の課題を克服するためにさまざまな思考をめぐらして省察していることが理解でき，適切に評価することができます。

**臨地実習中にとったメモが記録の「種」となる**

　やっとの思いで一日の臨地実習を終えた後，看護計画の立案や評価も必要なのに，

日々の振り返りの記録を記載することはとても大変だと感じる学生もいるかもしれません。もし，日々の記録に1時間以上も費やしているという場合は，今一度自分の記録している内容や方法を見直してみるほうがよいかもしれません。

　日々の記録に書く内容の「種」は，臨地実習中にあなたがとったさまざまなメモの中に散りばめられています。また，カンファレンスにおいて学生同士でディスカッションした内容も重要な「種」になりますし，実習指導者や教員から指導を受けた内容も，もちろん重要な記録の「種」です。

　決して，臨地実習の1日での出来事を時系列に書き連ねるものではないということを理解しておいてください。すべての出来事やそれらに対する省察をまとめることは無理です。自分がその日の臨地実習において実施した看護援助実践の評価や課題，患者さんとのかかわりのなかで感じたこと，学んだことについて，事実に基づいて自分の考えを書くようにしましょう。そのためには，臨地実習においていかに「メモ」を残すかということがとても重要です。

　昼休憩や帰りの電車のなかで1日の臨地実習を振り返り，その日のメイントピックを考えておく，そのうえで自宅でメモを見返しながら構成を考えて，一気に書き上げるとよいでしょう。

　日々のリフレクションシートとしての記録用紙になっている場合は，自分の看護実践や患者さんとのかかわりによって感じたこと，気づいたこと，前日からの課題に対して自分が取り組んだことについて説明し，それらを実践した結果の患者さんの反応や気づき，そのうえで自分の考察を示しながら，次の日への課題を明確にするという思考が必要になります。そのため，より一層自分の実践に対する患者さんの反応をメモに残しておくことが重要です。

　どのような記録であっても，とにかく日々の「メモ」が重要な鍵になることを忘れないでください。

## Q22 実習まとめのレポートでは何に注意して書けばよいでしょうか？

**A** シラバスや実習要項を確認し、「何を問われているのか？」を明確にしてから書くことが大切です。また、臨地実習から得られたことだけでなく、できなかったことや課題についてもまとめ、今後の学びにつなげます。

### ◎ 解説

**書き出す前に何を問われているのかを確認する**

臨地実習が無事に終わった後は、実習記録の提出に向けて看護計画の修正・評価などの整理を行うとともに、臨地実習で学んだことの集大成としての「レポート作成」が待っています。

臨地実習では納得いく看護実践ができなかった、最終カンファレンスではうまく自分の学びを伝えきれなかった、といった場合でも、最終レポートでそれらを十分に挽回できます。

書き出す前には、まず、「このレポートでは何を問われているのか？」を明確にしてください。レポート課題のテーマが出されている場合もあるでしょうし、実習のまとめ、という大きな枠でのレポート課題となっている場合もあるでしょう。どちらの場合もまず重要なことは、シラバスや実習要項を再度確認することです。レポートに向き合う前に、シラバスや実習要項におけるこの臨地実習の目的と目標は何だったかを確認してください。その目標に対して、自分はこの臨地実習においてどの程度患者さんとのかかわりや看護実践のなかから学び・気づきを得ることができたか、今後のさらなる課題は何か、ということを書いていくことになります。特に、実習前には○○と思っていたことが、実習で患者さんと向き合い、看護実践を行うことによって、△△といったことに気がついた・考えた、ということを明確に記述しましょう。

**得られたこと・学んだことだけでなく、できなかったことも書く**

テキストや参考書を見ながら自分の実践の意味を考察することができればなおベストですが、それよりもまず、自分の臨地での実践から何が得られたのかを具体的に示すことが必要です。レポートは、テキストに書かれてあるようなことを羅列するものではあ

りません。実践からの気づきと学び，実習前から実習を経た今の自分の思考の変化を明確に記述しましょう。

　また，できたことばかりを書くものでもありません。臨地実習で完璧に看護が実践できる学生は皆無です。それよりも，できなかったこと，うまくいかなかったこと，まだはっきりわからないこと等をどれだけ自分が理解しているか明確に示し，今後の課題，その克服方法を記述することが重要です。

　教員や実習指導者に自分の臨地実習での学びや気づきをアピールするとても大切なレポートですので，丁寧に臨地実習を振り返りながら書き上げてください。

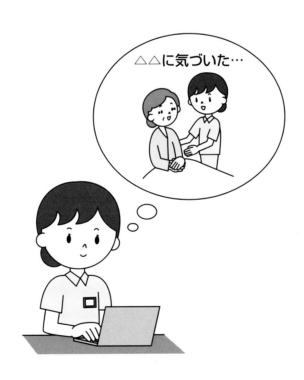

## Q23 高齢患者さんのアセスメントは難しいと感じますが，ポイントを教えてください。

**A** 一つの事象に固執しすぎないことが重要です。原疾患以外にも高齢者はさまざまな要因が関連して心身機能の低下が生じていることを理解しておきましょう。

### 解説

**アセスメントには基礎的な知識が不可欠**

　看護過程におけるアセスメントは評価・分析ともいいますが，そもそもアセスメントは簡単なものではありません。患者さんの話や病歴，自覚症状などの主観的情報と，身体診察・検査から得られた客観的情報をもとに，分析・結合，判断・評価し，自分自身の意見や印象などを記述していかなければなりません。まずは患者さんの現状を判断し，原因を推定もしくは特定し，そのうえで今後について予測をする思考プロセスが必要になります。

　原因を推定もしくは特定するために，基礎的な知識を活用しながら今この患者さんが抱える問題・課題はどこにあるのかを導き出していかなければなりません。アセスメントには「基礎的な知識」が必要不可欠なのです。

**高齢患者さんのアセスメントに必要なこと**

　高齢患者さんの場合は，生活背景などによる治療へのコンプライアンスの差や心身の老化の進行速度の違い，認知機能の低下など，非常に個別性が高く，同じ疾患の患者さんであったとしても，特異的な症状が見られにくい場合も少なくありません。また，併存症や既往歴との関連性が複雑に絡み合ってくるため，より一層アセスメントが難しいと感じられるかもしれません。高齢患者さんのアセスメントを行ううえで重要なことは，「一つの事象に固執しすぎないこと」です。前述したとおり，高齢者の病態には原疾患以外の併存症や認知機能低下による生活障がいなどいろいろな要因が関連して，さまざまな心身機能の低下が生じていることが少なくないことを理解しておいてください。

　また，既往歴だけでなく，多数の薬剤を服薬しているためにポリファーマシーによる

症状が出ている場合もありますので，薬剤の副作用だけでなく，作用機序などにも着目してみるとよいでしょう。認知機能低下による生活障がいで排泄トラブルを生じている場合もあるので，認知機能レベルを早い段階で把握することも重要なポイントです。

　高齢患者さんをアセスメントする際には，広い視野でさまざまな症状の関連を丁寧に紐解きながら，疾患・認知機能・服薬状況や生活背景といったものとの関連性を考えていくことが求められます。

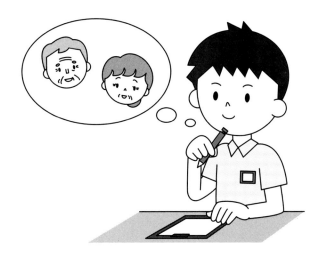

**Q24** 臨地実習の自己評価はどのように考えたらよいでしょうか？

**A** 良いところも悪いところも明確に示して自分を客観的に評価し，自分の今後の課題を見出すためのものと考えましょう。

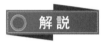 解説

**臨地実習の自己評価とは**

　臨地実習の自己評価は，自分で臨地実習を振り返ってみて，「自分がこの実習で何を身につけられたのか」，または「自分の課題として何が見つかったのか」といったことを改めて客観的に考えながら自分自身につける通信簿です。

　多くの場合，自己評価をつけた後に担当教員と個別面談をしながら，教員側の認識と自己評価の相違がないかどうかの確認をすることになります。このときに，教員からの客観的な評価と自分自身の自己評価にあまりにも大きな乖離があれば，それはなぜか，何が原因でそのような評価の差が感じられるのか，ということを確認し合うことになります。

**良いところも悪いところも自分を客観的に評価する**

　今回の臨地実習ではとても緊張してしまって思うように自分の力が発揮できなかった，疲れがたまっていて本調子が出せなかった，認知症の人とのかかわりが初めてで苦手感があってなかなか向き合えなかった，といった「あまりよい実習ができなかった」と感じるときもあるでしょう。人間ですから，心身の状況に波があるのも，得意不得意があるのも当然です。ですから，「思うように実習がうまくいかなかった」と感じるのであれば，自己評価でもそのことを明確に示しておくほうがよいでしょう。そうすることで，自分のことを客観的に見ることができている，課題を自分で理解している，という教員からの評価につながります。

　逆に，良い評価をもらいたいと思って，「うまくいったとはいえない」という点があったところも「とてもよくできた」といった自己評価をしてしまうと，自分のことを客観的に見ることができていないと判断されてしまい，かえってマイナスに作用することがあるかもしれません。

　「思うように実習に取り組めなかった」と感じる場合は，その理由を示すとともに，客観的に自分を評価して今後の課題を明記しておきましょう。自分の強みも弱みも理解したうえでその理由と克服するべき点が説明できる，公正な自己評価ができることこそが大切です。

　できなかったところは，なぜできなかったのかという理由や今後の課題を明確にして自己評価しておきましょう。また，時には，とてもよくできていたのに，自信がなくて低い自己評価をつけてしまう学生も少なくありませんが，そこは自信をもって，「この点だけは自分はよい実習ができた！」と胸を張ってよい自己評価をつけるのも大切です。

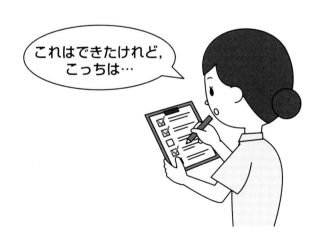

これはできたけれど，こっちは…

## Q25 「看護計画に具体性を」と指導を受けますが，実際にどのように書いたらよいでしょうか？

## A 患者さんの課題達成に即し，心身の状態，個別性を反映させた具体的に行動できる内容を記載することが大切です。

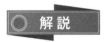 解説

**看護計画とは**

「計画」とは何かということを，今一度考えてみてください。一般的に「計画」とは，"物事を行うために，その方法・手順などを筋道を立てて企てること。また，その企ての内容やプラン" です。学生の皆さんも日常生活のなかで，旅行の計画や目標に向かっての筋道を立てて企画することがあると思います。ではそこに，"看護" をつけてみるとどうでしょう。"看護を行うために，その方法や手順などを筋道を立てて企てること" となりますね。

看護計画とは，看護過程のなかの重要なプロセスの一つです。看護の対象が抱える看護上の課題をアセスメントに基づいて見出し，その課題を解決するために看護目標を立て，その目標を達成するための具体的な援助計画を記載したものです。

**患者さんの安全・安楽を考え，具体的に記載する**

あなたの看護計画には，患者さんの課題を達成するための目標に対して，誰もが同じような看護援助が行えるように，具体的な「援助の方法や手順」が記載されていますか？

教員として「具体性がない」と感じる看護計画としては，"足浴を実施する""トイレのときにはナースコールを押すように説明する" といった内容だけにとどまっている場合です。"足浴を実施する" だけでは，いつ，どこで，どのような体勢で行うのか，といったことがわかりません。受け持ち患者さんにとっての足浴は，清潔保持のためなのか，リラックス効果のためなのか，それぞれに理由を考えたうえで立案した看護計画だと思いますが，患者さんの心身の状態を考えて，どのような方法で行うのか，といったことまで考えておかなければなりません。患者さんの安全・安楽を考えた実施方法を考えて記載しておきましょう。そして，実践をしてみて，その結果，患者さんの反応から

次は違う方法がよいかもしれない，といった評価をして，新たな実施計画へと修正していくものです。

　"トイレのときにはナースコールを押すように説明する"という計画もよく見かけますが，例えば認知機能低下のある人であれば，「どのように説明するか」が重要になります。その人の理解度にあわせた説明の方法を考えておかなければ，伝えるだけでまったく患者さんの行動化につながらないことも少なくありません。特に老年看護学実習で留意してほしいのが，教育プランにおける「説明する」という内容です。その人の認知機能，心身の状態に合致した説明方法，時には紙などの媒体を用いる必要もあるでしょうし，何度も伝える必要もあるでしょう。

　看護計画には，「いつ，どのような説明方法で，何度説明するのか」といった，対象の心身の状態に沿った具体的な実施内容を記載しましょう。このように個別性が理解できるような内容を計画に盛り込むことで，「具体性がない」とはもういわれない，いわせない看護計画になると思います。

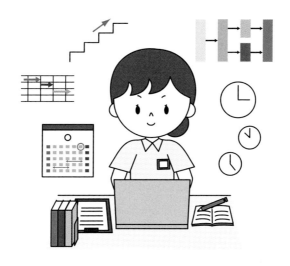

第3部

# 先輩，臨地実習指導者の声から学ぶ老年看護学実習

# 卒業後5年経った現在，老年看護学実習を振り返って思うこと

済生会滋賀県病院

## 山岡 怜未さん

## 多くのことを学んでいる現在

　私は大学卒業後5年目の看護師として，今，SCUで働いています。SCU（Stroke Care Unit：脳卒中集中治療室）は，脳卒中急性期の病態が不安定な時期に集中治療を行う場所で，入院される患者さんの多くは，65歳以上の高齢者です。時には90代，大正生まれの患者さんに出会うこともあります。

　私が大学生時代の老年看護学実習で出会った患者さんは，なんと100歳でした。その患者さんはティッシュのことをちり紙と言っていて，私は"ちり紙"という言葉を知らず，何のことだろうかと悩んだのもよい思い出です。長い人生を送っている方，今とは違う時代を生きてこられた方の看護を通じて，多くのことを学ばせてもらっています。

## 高齢者とのかかわりで気をつけていること

　大学卒業後から現在に至るまでの5年間，臨床で日々高齢患者さんの看護に向き合う私から実習生の皆さんへお伝えしたいことについて，改めて考えてみました。

　今の私が，学生の頃の老年看護学実習を振り返ってみて一番重要だと感じることはやはり，「患者さんとのコミュニケーションを大切に考えながら臨地実習に向き合っていただきたい」ということです。

　皆さんは患者さんとのコミュニケーションについてどのように感じていますか？　友達や家族以外の人と話すこと自体が緊張の連続でしょう。共通点や接点がはじめはわからず，普段の自分のコミュニケーション方法では立ち行かなくなったりして，緊張がさらに高まりますよね。私が臨地実習をしていたときも，何を話そうか，突然こんなことを聞いたら変だろうかと戸惑い，悩みながら患者さんとかかわっていました。確かに，コミュニケーションは奥が深くて今でも難しいと感じますが，そんな私も，臨床で多くの患者さんやご家族，スタッフと話すことを重ね成長したと感じます。そこで，高齢者と話すときに私が気をつけて

いることをお伝えしようと思います。

　高齢者は聴力，判断力など，心身の機能低下が現れ，コミュニケーションにも影響が出てきます。例えば，聴力は入院前の情報で特に記載がなくても，大きな声で話さないと聞こえていない方もおられ，聴力が低下している患者さんは少なくないと感じます。そこで私は，患者さんの反応を見ながら，声の音量やトーン，必要に応じて患者さんの右耳や左耳から話す，筆談も交えるなどの調整をしています。

　また，自分の声が高いのか低いのか，大きいのか小さいのか，自身で把握しておくと話す際に気をつけることができると思います。普段，話しているときには特に気にしていませんでしたが，私は声が高めで小さいほうということがわかりました。高齢者にとっては聞こえにくいので，時にはジェスチャーも交えています。大きく頷いてみたり，嬉しいときには手を叩いてみたり，気持ちを身体で表現することも忘れないようにしています。このような小さな積み重ねにより，患者さんと丁寧なコミュニケーションが図れ，信頼関係を築くことにつながります。そして，患者さんの思いや考えていることなど，患者さんの真髄に触れられるようになると思います。

### 話すことは身近なところにある

　患者さんに関心をもってかかわれば，話すことは意外と身近なところにあります。例えば，腕に日焼けの跡がくっきりとついている患者さんについて，何かされていたのかなと想像を膨らませ尋ねると，「畑をいじっています」「よく家の周りを歩いています」などと教えてもらったことがあります。そうすると，どんな野菜を育てているのかな，どのくらいの距離を歩いているのだろうかなどと，さらに気になることが思い浮かびます。そこから例えば，畑についてさらに聞き価値観や大切にしていることを知る，歩いていることを詳しく聞き生活習慣についてうかがう，これまでの人生について聞き回想法につなげる，認知機能が低下している患者さんに時間や季節などの今を伝える言葉を話のなかに組み込み，現実の情報を手助けすることなどができます。患者さんと技術をもって話すことで，メッセージのやり取りだけにとどまらず，今後につながるよりよい看護のヒントが生み出されます。

　さまざまな人生経験を積まれた患者さんとの会話から，自分にはなかった考え

や価値観，人生を知ることができると思います。自分のコミュニティでは知り得なかったことばかりで，人生の蓄えをしているように感じます。

　もちろん，病気や患者さんのことを聞くばかりでもありません。ちょうど何か本を読みたいと思っていた私は，入院中に読書をされていた患者さんにおすすめの作家を聞いたことがあります。おすすめの作家を教えてもらい，夢中になって何冊か読みました。母にその作家を教えたら，もっと夢中になって読んでいました。たまたま，患者さんが病気を患い入院し，素敵な本を教えていただいた…。何だか不思議です。実習だから患者さんの真髄にかかわることを聞こう，情報収集しなければと気を張って必死にコミュニケーションを行うのではなく，友達や家族と話すように身近なことから話せるといいなと思います。

　コミュニケーションについて私が気をつけていることをお伝えしました。実習を行ううえで何かヒントになると嬉しいです。しっかり食べて，できる限り寝て，患者さんから学び，実りの多い実習になることを願っています。

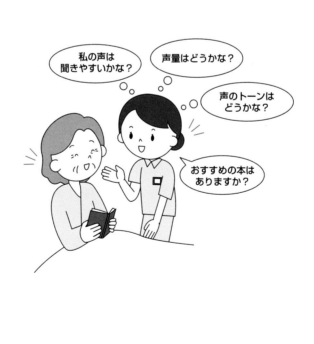

# 卒業後 3 年経った現在，老年看護学実習を振り返って思うこと

京都民医連中央病院

石川 莉沙さん

## 老年看護学実習で苦労したこと・学んだこと

老年看護学実習で，私は初めて認知症の方を受け持つことになりました。臨地実習前に知り得る患者さんの情報は少なく，事前準備は主に基本的な疾患に関する学習を中心にして臨みましたが，前日からとても緊張していたことを覚えています。

初めて患者さんに会う際は，うまく話せるかという，特にコミュニケーションに対する不安が大きくありました。臨地実習が始まり，実際に患者さんと会話をするなかで，患者さんが何度も同じ質問を繰り返し聞いてこられるときや，焦燥感が強くこちらの話やケアに対して拒否の反応をされるときに，どうすればよいのかわからず，焦ってしまうばかりでした。

しかし，毎日患者さんとかかわり続けると，1分前のことを忘れてしまう短期記憶障害があることや，時間・場所・人の見当識障害があることがわかりました。患者さんは，どこなのかわからない場所で，誰なのかわからない人に囲まれながら，居場所のない不安と孤独感のなか，自分の家に帰ろうとされていることに気づきました。

そこで私はまず，「ここは安全な場所である」ということを患者さんに認識してもらうために，見当識をつけるかかわりを意識しました。毎回訪室する際には私が何者なのかを自己紹介したり，一緒に病棟内を散歩したり，外の日光を浴びに行くかかわりをすることで，焦燥感や徘徊，帰宅願望といった行動・心理症状（BPSD）がなくなりました。

また，清潔行動に意識が向かない認知症高齢者に対して本人が好きな足浴から介入する過程で，「水がもったいない」「おっくうだ」という考えがあることや，お風呂は好きだが，必要性が理解できないために入浴を拒否していたことがわかりました。そのため，焦燥感が強いときは，見当識をつけて本人の不安を最小限にするかかわりをすること，そして，視覚的アプローチを活用し，本人が清潔行動に意識が向くかかわりをすることで，入浴のみならず，自分の身なりに対する

発言がみられたり，自ら清潔行動をされるようになりました。

　私が老年看護学実習で学んだのは，患者さんの身体・心理的状態を観察しながら，患者さんの発言・反応・行動の要因を明らかにし，日頃から患者さんが安心して過ごせる環境をつくることが大切であるということです。はじめは，私自身にコミュニケーションスキルがないからうまくいかないのだと悩み，患者さんとのコミュニケーションに困難さを感じることもありましたが，患者さんの置かれている環境や不安の要因を理解し，患者さん自身が安心できる方法を探り続けるなかで徐々に患者さんを知ることができた結果，うまくいくことも少しずつ増えました。うまくいかないことは失敗ではなく，患者さんのことを知る大切な手がかりになりました。

**臨地実習前に準備しておくべきこと**

　私が今振り返って，これだけは臨地実習前に準備しておくとより患者さんのことを理解できると思う自己学習内容は，加齢による身体機能の変化と特徴，認知症の基礎知識（症状と経過と特徴），中核症状と行動・心理症状（BPSD），エンドオブライフ期にある高齢者の身体・心理状況の特徴です。また，患者さんとのコミュニケーションケア技法としては，ユマニチュードがおすすめです。患者さんとその家族の思いをより知りたいときやケアに行き詰まりがあるときは，ACP（advance care planning：アドバンス・ケア・プランニング）の理解がとても役に立つと思います。

**老年看護学実習で学んでおくべきだったこと**

　実習とは違い，臨床では一人の患者さんとかかわれる時間に限りがあります。また，複数の慢性疾患をもつ高齢の患者さんが多く，全体像をとらえてアセスメントし，個別性のある看護を提供することがより求められます。私は患者さんとかかわる時間は好きでしたが，勉強（授業や課題）は嫌いでした。しかし今になって，授業も課題（全体関連図や看護過程など）もそのすべてが，患者さんを知ることやより良い看護を考えるための重要な知識・思考であるということがわかりました。

　また，認知症高齢者は，本人自身の自覚が乏しいことや，思いを言葉にして表現することができないことも少なくないため，客観的なアセスメントや周囲が変

化に気づくことがとても大切です。本人の訴えだけでなく，細かな表情やしぐさ，睡眠状況や食事状況などから患者さんをとらえたり，生活歴や家族背景などから現在の心理的な状況を理解することを老年看護学実習で学べると，今後の臨床での経験にとても役に立つと思います。

　そして現在，私が看護師になって特に役に立っているのが，ユマニチュードというケア技法です。授業で初めて知りましたが，臨床でも患者さんとかかわる際に，このケア技法を意識的にすると患者さんの反応が変わり，私自身もかかわりやすくなった経験があります。

### 「ありがとう」の言葉と仲間・先生の存在が支え

　臨地実習では，患者さんとだけでなく，実習指導者とのかかわりもあり，常に緊張感と不安のなかで臨まれていると思います。カンファレンスや日々の記録，レポートなど，準備や課題も多く，私もくじけそうになることもありました。そんなときに支えになったのは，患者さんの「ありがとう」の言葉と仲間と先生の存在でした。皆さんが一人ひとりの患者さんと真摯に向き合うことは，患者さんや家族にとても大きな意味があることであり，看護師である私自身も勇気づけられたり勉強になることがあります。

**ユマニチュードの４つの柱**

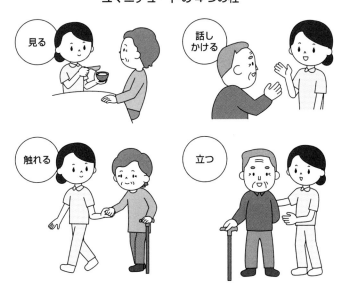

# 老年看護学実習に臨む学生へのアドバイス
## 〜臨地実習受け入れ病院の臨地実習指導者から〜

京都民医連中央病院

**古殿 真奈**さん

### 老年看護学実習に臨む学生に事前に学習・準備しておいてほしいこと

　老年期は加齢に伴い，身体能力，生理的機能の変化が起こる時期です。成人期と異なるのは，それらに伴う疾患や合併症などが多くなることです。それが老年期の特徴の一つであっても，病院では看護師にとって問題とされることがあります。疾患の治癒を目指すのではなく，病気との共存や身体能力の維持を優先させることがあることを理解しておいてほしいです。加齢に対する理解は老年看護実践の基礎となるので，十分に学習しておいてほしいと思います。

### 老年看護学実習に臨む学生に学んでほしいことや期待したいこと

　高齢者だからとか寝たきりだからと先入観をもつのではなく，その患者さん個人を観察し，患者さんのもつ力（強み）に着目して看護を実践してみてください。「この患者さんは動けない」ではなく，「ここを介助すれば動ける」という観点で考えていくことで，その人にあった個別的な看護計画につながります。

　学生の皆さんの一生懸命な思いが患者さんの力になり，患者さんがもてる力を発揮できることがあります。それは病棟の看護師ではなく，毎日親身に寄り添う学生だからできることでもあります。受け持ち患者さんの希望や願いが何かを考え看護計画を立案していってください。

### 実習指導者からのお願い

　看護は情報収集から始まります。電子カルテや家族からの情報だけではなく，患者さんの思いを聞いてください。たとえ認知症のある患者さんであっても，会話が成立しなくても，要所要所に患者さんの思いが隠れていることがあります。患者さんとかかわる他職種からも情報を取り，患者さんをよく観察することで患者理解が広がります。患者さんとたくさんかかわり，日々の看護に活かしてほしいと考えています。

**臨地実習に臨む学生の皆さんへのメッセージ**

　実習は，授業で学んだ知識をアウトプットしていく場です。記録で悩むことがあるとは思いますが，なぜこのケアを，このタイミングで，この方法で…と，根拠を考え実践していってください。わからないことがあれば教科書に戻ったり，教員や実習指導者に助言をもらうことで理解が深まります。思考過程が理解できたときは看護が楽しいと感じられると思います。

　ぜひ，一人の高齢者とじっくりかかわり臨地実習を楽しんでもらえればと思います。

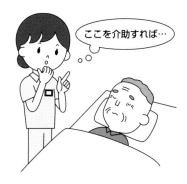

参考文献
松波美紀，箕浦とき子，温水理佳，吉川美保：高齢患者の"高齢患者の持てる力"の活用を強調した老年看護学実習の検討—実習記録の分析から—，老年看護学，12（2），60-67，2008.

# 老年看護学実習に臨む学生へのアドバイス
## ～臨地実習受け入れ病院の看護部から～

京都民医連中央病院

長谷川　美智子さん

### 老年看護学実習に臨む学生に事前に学習・準備しておいてほしいこと

#### ○事前学習のススメ

　この本を手にとっている段階で，あなたの事前学習はバッチリではないでしょうか。「学生のときにこんな本があったらよかったな」とうらやましく思います。

　プラスして何か学びたいと考えている方へのおススメは，「認知症の人と家族の会」のホームページを見ることです（ホームページURL：https://www.alzheimer.or.jp）。「認知症の人と家族の会」は，1980年に介護家族によって結成され，全国各地で認知症のある本人，家族が集まり，介護の相談，情報交換などを行っている組織です。入会したら届く月1回の会報誌を読むと，「そんな考え方があるのか！」と，多くの気づきを得ることができます。老年看護で大事なのは，高齢者本人から学ぶこと，かかわる人の経験から学ぶことだと思います。

#### ○自分を大切にする準備

　実習は緊張の連続だと思います。うまくいかないことがあっても自分を責めず，自分に優しくしてください。〈好きな物を食べる〉〈深呼吸する〉といった，ちょっとしたことで心を潤すことが大事だと，当院の心理士がよく新人看護師に言っています。寝る前にがんばった自分をほめることや，ルーティンをもつことも大事だそうです。すぐできそうですよね。ちなみに，私の朝のルーティンは，駐車場から職場までの道のりにある信楽焼のたぬきを数えることです。高齢者が庭を綺麗に手入れしている家のたぬきは，なぜか自信ありげでかわいく見えます。

　また，私の癒しを一つ。少し緊張する月曜日には，亡くなった祖母がくれた布袋を見て「おばあちゃんがくれた」と思い出し，ナース服に着替えます。スーパーの景品で何でもない袋ですが，祖母は「靴下を入れるといいね」と私にくれました。優しくいつも気にかけてくれた祖母を想うと，安心して仕事に向かえます。祖父母との交流がある人は，そのかかわりを思い出すことも老年看護を学ぶときのヒントになると思います。思い出はありますか？

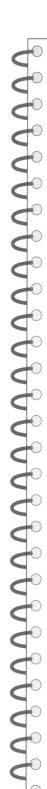

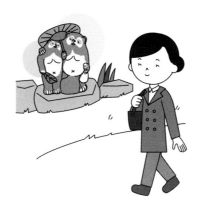

**老年看護学実習に臨む学生に学んでほしいことや期待したいこと**

**○普通の感覚で病院を眺めることが大事**

　病院で働くなかで私が意識していることは，「普通の感覚」をもつことです。専門職になるということは，働くうえで必要な知識や技能を身につけ，「慣れる」ことでもあります。臨地実習で，「これっておかしくない？」「このほうがいいのでは？」といった視点を大事にしてください。それはきっと患者さんの目線に近い発想だからです。

　そして，言葉にできない高齢者の思いを想像して，「自分が看護師ならこうする」と考えてみてください。それが高齢者の権利を守る，その第一歩になると思います。

**○病院の課題を考えてみる**

　老年看護学実習からは少し離れますが，"LGBT"という言葉を知っていますか？

　LGBTとは，性的マイノリティのうち，L：レズビアン，G：ゲイ，B：バイセクシュアル，T：トランスジェンダーの4つの頭文字をとった総称です。病院では，男性・女性用の更衣室・総室（大部屋）しかないといったように，LGBT当事者を想定した環境整備が不十分です。同性パートナーの面会が認められない病院もあります。勉強をはじめて間もないところですが，医療者が知っておき，受診・治療の障壁を減らす必要があると思います。高齢者ではさらに，差別や偏見のなか孤立を深めることが危惧されています。さまざまな観点から，病院の課題を考えてみてください。

**実習受け入れ病院からのお願い**

**○共に患者さんのことを第一に考えましょう**

　患者さんが困ったり，不安そうなときは，医療者に教えてください。「忙しそう…」と遠慮があったとしても，気持ちを引っ込めず，他の職種に伝えてもよいです。患者さんを支えているのは看護職だけではありません。臨地実習では，他職種の動きにも関心を向けてください。

**○病院理念・看護部理念をみてください**

　「理念」と聞くと大それたイメージをもつ人もいるかもしれません。私もそういう気持ちがありましたが，新たな病院理念を院長とともにつくり，職員と共有する経験をし，考えが変わりました。理念は民主的（一人ひとりの意見を尊重する）に考えてつくりあげるものです。現在，看護部理念を新たにする計画中で，高齢者看護を念頭にすることを考えています。理念と目指す看護師像が一致する病院かどうか，確認してみてください。


**臨地実習に臨む学生の皆さんへのメッセージ**

**『あなたには，未来がひろがっている』**

　ある高齢患者さんを看取り，涙が止まらなかった私に，患者さんの奥様が「さぁ，前を向いて」と背中に手をあて，かけてくださった言葉です。これを皆さんへのメッセージにしたいと思います。

　皆さんは臨地実習を経験し，看護師として働きはじめ，人が生きるということを目の当たりにし，さまざまな感情に揺るがされると思います。自分の感じた思い・気持ちを大切に自分の看護をみつけていってください。

# 索引 ••••••••••••••••••••••••••••••••••••••••••••••••

## 編集・執筆者一覧 ⋯⋯⋯⋯⋯⋯⋯⋯⋯⋯⋯⋯⋯⋯⋯⋯⋯⋯⋯⋯⋯⋯⋯

### 編集

濱吉美穂（はまよし・みほ）
佛教大学保健医療技術学部看護学科准教授

### 執筆者（執筆順）

濱吉美穂（はまよし・みほ）　　　第1部第1章1・2・第2章・第3章2・3・5〜7・第4章6，第2部Q18〜25
佛教大学保健医療技術学部看護学科准教授

阿部慈美（あべ・めぐみ）　　　　第1部第1章3〜6・第4章1・4，第2部Q9〜17
佛教大学保健医療技術学部看護学科講師

久米真代（くめ・まさよ）　　　　第1部第3章1・第4章5
福井県立大学看護福祉学部看護学科教授

後藤小夜子（ごとう・さよこ）　　第1部第3章4
甲南女子大学看護リハビリテーション学部看護学科助教

外村昌子（そとむら・まさこ）　　第1部第4章2
森ノ宮医療大学看護学部看護学科教授

安本厚子（やすもと・あつこ）　　第1部第4章3，第2部Q1〜8
佛教大学保健医療技術学部看護学科助教

山岡怜未（やまおか・れみ）　　　第3部（卒業後5年経った現在，老年看護学実習を振り返って思うこと）
済生会滋賀県病院看護部

石川莉沙（いしかわ・りさ）　　　第3部（卒業後3年経った現在，老年看護学実習を振り返って思うこと）
京都民医連中央病院看護部

古殿真奈（ふるどの・まな）　　　第3部（老年看護学実習に臨む学生へのアドバイス〜臨地実習受け入れ病院の臨地実習指導者から〜）
京都民医連中央病院看護部

長谷川美智子（はせがわ・みちこ）第3部（老年看護学実習に臨む学生へのアドバイス〜臨地実習受け入れ病院の看護部から〜）
京都民医連中央病院看護部

## 老年看護学実習ハンドブック

2023 年 6 月 20 日　発行

編　　集　　濱吉美穂

発 行 者　　荘村明彦

発 行 所　　中央法規出版株式会社
　　　　　　〒110-0016　東京都台東区台東3-29-1　中央法規ビル
　　　　　　TEL 03-6387-3196
　　　　　　https://www.chuohoki.co.jp/

装幀・本文デザイン・イラスト・印刷・製本　　永和印刷株式会社